Gemeinsam neue Wege gehen

Volker Eisenhardt

Gemeinsam
neue Wege gehen

Eine Einführung
in die Therapie Eisenhardt©

Band 1

ISBN 10: 3-00-020401-6
ISBN 13: 978-3-00-020401-2

Bestelladresse

Therapie Eisenhardt©
Patientenforum
Am Walde 2 · 29323 Wietze-Wieckenberg
Telefon: 05 14 6 / 98 78 32
info@tfgm.de · www.tfgm.de

Leben schreiben
Erzählte Erinnerungen im Buch

Realisiert von »Leben schreiben. Erzählte Erinnerungen im Buch«

Text: Sabine Barz, Gestaltung & Satz: Bernd Degener

Sabine Barz · Akazienstr. 4 · 10823 Berlin
Telefon: 030 / 36 46 95 79 · barz@leben-schreiben.de · www.leben-schreiben.de

Druck & Bindung: Fuldaer Verlagsanstalt, Fulda

Inhalt

Vorwort

Es ist schon erstaunlich, wie sich das eigene Leben durch die Arbeit, die man tagtäglich verrichtet, verändern kann. Vor zwanzig Jahren wollte ich Arzt aus Berufung werden, meine Familie versorgen können und für meine Patienten da sein. Heute ist daraus noch viel mehr geworden: Ich bin Vorreiter für eine neue ursächliche Medizin, die uns Menschen hoffentlich wieder dazu bringt, gesund zu werden.

Ich bin mir bewusst, dass dieses Buch, wie bereits meine Arbeit in den letzten zehn Jahren, viele Anfeindungen von verschiedenen Seiten – auch von Kollegen – hervorrufen wird, und man benötigt schon ein sehr dickes Fell, um diesen Wogen etwas entgegenzusetzen. Aber wenn der eingeschlagene Weg richtig ist, wird sich diese Medizin durchsetzen, auch wenn man dafür ständig gegen den Strom schwimmen muss.

Um dieses dicke Fell zu haben, braucht aber jeder Mensch einen starken Rückhalt, und ich finde ihn vor allem in meiner Familie. Deshalb möchte ich an dieser Stelle besonders meiner lieben Frau Manuela, die seit nunmehr 22 Jahren an meiner Seite steht, und meinen drei Kindern Sascha, Saskia und Pia danken, ohne die diese Arbeit nicht möglich wäre. Sie standen die vielen Jahre, die nicht immer einfach waren, hinter mir und wir fanden gemeinsam viele Dinge heraus, die für die gesamte Menschheit lebenswichtig sind!

Für die Zukunft wünsche ich mir, dass immer mehr Menschen auf ihre körpereigenen Signale hören und diese auch ernst nehmen, denn sie werden häufig, nicht zuletzt von meinen Kollegen, ignoriert und abgewertet. Auf diese Weise könnte man noch viel frühzeitiger gegensteuern und endlich einmal medizinische Prophylaxe betreiben.

Danke!

Volker Eisenhardt
Facharzt für Allgemeinmedizin und Akupunktur

Am Anfang stand die Frage nach dem »Warum«

1

In unser Therapiezentrum für Ganzheitliche Medizin kommen jeden Tag neue Patienten, die unter chronischen Krankheiten leiden. Die meisten leben schon viele Jahre, manche sogar ihr ganzes Leben lang mit diesem unliebsamen Begleiter.

1. Am Anfang stand die Frage nach dem »Warum«

Das Ende einer langen Reise

In unser Therapiezentrum für Ganzheitliche Medizin kommen jeden Tag neue Patienten, die unter chronischen Krankheiten leiden. Die meisten leben schon viele Jahre, manche sogar ihr ganzes Leben lang mit diesem unliebsamen Begleiter.

Oft haben diese Menschen bereits Hilfe bei einer ganzen Reihe von Ärzten, Heilpraktikern und Therapeuten gesucht, die ihnen, wenn überhaupt, nur vorübergehend eine Linderung ihrer Beschwerden verschaffen konnten. Nicht selten vergleichen sie ihre Behandlungsgeschichte mit einer Odyssee, die sie – leider ohne durchschlagenden Erfolg – hinter sich haben.

So ging es beispielsweise auch der Patientin Katharina W., die mit Neurodermitis, Heuschnupfen und allergischem Asthma zu uns kam.

Bereits als Kind hatte Frau W. im Frühjahr unter allergischem Schnupfen und Augenjucken gelitten. Während andere Kinder die ersten warmen Tage mit Fahrradausflügen oder beim Sport im Freien verbrachten, zog Katharina W. sich in ihr Zimmer zurück, legte sich feuchte kalte Tücher auf die Augen und achtete darauf, die Fenster geschlossen zu halten. Wenn ihre Beschwerden im Juni nachließen, atmete sie buchstäblich auf – endlich konnte auch für sie der Sommer beginnen!

Katharina W.s Eltern hielten von Arztbesuchen wenig, und schließlich verschwanden die Symptome der Tochter ja nach einigen Wochen wieder, sodass man zur Tagesordnung übergehen konnte. Auch Katharina W. selbst ging davon aus, dass der Hausarzt ihr ohnehin nicht würde helfen können, und so erduldete sie ihre Krankheit, die offenbar ihr Schicksal zu sein schien.

Als junge Erwachsene erfuhr Katharina W. jedoch eine Verschlimmerung ihrer Allergien. Nun litt sie nicht nur im Frühjahr unter starken Heuschnupfenattacken, sondern die Beschwerden hielten den Sommer über bis in den August hinein an. Diese Veränderung erlebte Frau W. als deutlichen Verlust an Lebensqualität. Ihre Freunde trafen sich zum Baden am See, zu Grillabenden und Waldspaziergängen – sie selbst konnte nur mehr unter widrigen Bedingungen daran teilnehmen. Schließlich war sie nicht länger bereit, diesen Zustand zu ertragen, und begab sich bei ihrem Hausarzt in Behandlung. Der Arzt verschrieb ihr Tabletten, die sie täglich einnehmen sollte, solange die Beschwerden anhielten. Überrascht, dass ihr auf so einfache Weise geholfen werden konnte, nahm Frau W. regelmäßig die Medikamente ein und freute sich, dass ihre Symptome nach wenigen Tagen nachließen. Für den Rest des Sommers blieb sie so von ihren Beschwerden verschont.

Als im nächsten Frühjahr die Tage wieder wärmer wurden, ließ sie sich erneut das entsprechende Medikament verschreiben und kam annähernd beschwerdefrei durch die Freiluftsaison. Ein weiteres Jahr später verspürte sie jedoch trotz der regelmäßigen Einnahme der Tabletten erneut die bekannten Symptome. Sie ging wiederum zum Arzt, der ihr optimistisch ein anderes, erst kürzlich auf den Markt gekommenes Präparat verschrieb. Die Tabletten hielten zunächst, was sie versprachen, und Frau W. war zufrieden.

Im Winter desselben Jahres bemerkte Katharina W. jedoch immer häufiger Atembeschwerden, wenn sie sich längere Zeit mit ihrem Kater beschäftigt hatte. Erneut suchte sie ihren Arzt auf, der sie nun an einen Allergologen überwies, damit dieser einen Allergietest vornehmen und sie über die Möglichkeiten einer Desensibilisierung aufklären konnte.

Der Allergologe stellte mit Hilfe eines Pflastertests fest, auf welche Pollen und Tierhaararten Frau W. allergisch reagierte, und riet ihr zu einer Spritzendesensibilisierung. Die Desensibilisierung würde drei Jahre dauern und sollte möglichst außerhalb der Pollenflugzeit erfolgen. Daher wäre es das Beste, noch in diesem Winter damit zu beginnen. Zwar könne er Frau W. nicht garantieren, dass sie ihre Beschwerden damit vollständig loswürde, es seien mit dieser Methode jedoch gute Erfolge zu erzielen.

Darüber hinaus legte er ihr allerdings nahe, ihr Haustier wegzugeben. Sie müsse leider, wie er ihr erklärte, davon ausgehen, dass ihr allergisches Asthma sich verschlimmern würde, wenn sie regelmäßig mit Katzenhaaren in Berührung käme. Vollkommen niedergeschlagen verließ Frau W. die Praxis, ohne erste Termine für eine Spritzendesensibilisierung zu vereinbaren. Ohne ihren Kater zu leben, konnte Katharina W. sich einfach nicht vorstellen – und obwohl sie grundsätzlich zu einer Spritzendesensibilisierung ihrer Pollenallergien bereit war, ließ sie die Sache zunächst mehrere Wochen lang auf sich beruhen. Als sie sich endlich durchringen konnte, wieder zum Arzt zu gehen, war es für dieses Jahr zu spät, um mit der Behandlung anzufangen. So quälte sie sich ein weiteres Jahr mit Tabletten und mittlerweile auch einem Asthmaspray durch den Sommer.

Die folgenden drei Winter ging sie regelmäßig in die Arztpraxis, um sich, wie sie sagte, »ihre Spritze abzuholen«, und erfuhr tatsächlich nach dem zweiten Winter eine deutliche Linderung ihrer Beschwerden. Ihren Kater hatte sie nach langem Hadern bei ihren Eltern in Dauerpflege gegeben.

Nach Beendigung der medikamentösen Desensibilisierungstherapie ging es Frau W. etwa zwei Jahre lang relativ gut. Der Heuschnupfen war fast weg, das Asthma trat nur dann auf, wenn sie ihre Eltern und den Kater besuchte – damit konnte sie nach ihrer Auffassung leben.

Als aus unerfindlichen Gründen ein kleines Ekzem in ihrer linken Kniekehle erschien, nahm Katharina W. das zunächst nicht sehr ernst. Sie rieb es regelmäßig mit einer fetthaltigen Salbe ein und ging davon aus, dass es von allein wieder verschwinden würde. Ein wenig beunruhigt war sie jedoch, als auch die Haut in der rechten Kniekehle zu jucken begann. Die roten Stellen breiteten sich in Richtung der Waden aus und trieben sie so zu einem Hautarzt.

Neurodermitis, lautete seine sachliche Diagnose, da könne man leider nicht viel machen.

Wie denn eine Krankheit einfach so aus dem Nichts auftreten könne, wagte Frau W. vorsichtig das Urteil des Arztes zu hinterfragen. Der Dermatologe zog lediglich die Schultern hoch und gab ihr zu verstehen, dass er darauf keine Antwort geben konnte.

Ob sie Stress bei der Arbeit habe oder gerade eine schwierige Zeit im Privatleben, fragte er.

Stress bei der Arbeit, ja, das könne man wohl sagen, antwortete Frau W.

Dann solle sie vielleicht mal ein wenig kürzer treten und für Ausgleich sorgen. In jedem Fall würde er ihr eine Cortisonsalbe verschreiben, um den akuten Juckreiz zu lindern, und vielleicht sähe in ein paar Wochen schon alles wieder ganz anders aus.

Frau W. verließ die Praxis mit einem unguten Gefühl. Dass Cortison für den Körper nicht besonders gut war, wusste sie, ging aber trotzdem in die Apotheke und ließ sich die Salbe geben. Zu Hause beschloss sie, die Salbe nur zu benutzen, wenn es wirklich nicht mehr anders ging. Schon nach ein paar Tagen trat dieser Fall ein. Immer wieder hatte sie sich nachts im Schlaf die Beine aufgekratzt, und anschließend brannten die offenen Stellen wie Feuer. Frau W. kapitulierte und cremte sich regelmäßig die Beine mit der Salbe ein. Die betroffenen Stellen verheilten recht schnell, aber sobald sie die Salbe dann einige Zeit wegließ, brach die Neurodermitis wieder irgendwo hervor. Als sie auch am Hals und unter den Augenbrauen rote Stellen und Juckreiz bekam, machte sich bei Katharina W. Verzweiflung breit.

Sie suchte eine Heilpraktikerin auf, die ihr homöopathische Mittel gab. Diese Therapie schien ihr zunächst gut zu helfen, aber auch mit den homöopathischen Medikamenten kamen die Beschwerden nach und nach wieder, und das ganze Spiel ging von vorne los.

Frau W. war skeptisch, als sie mir das erste Mal gegenüber saß und ich ihr erzählte, dass wir ihre Krankheiten mit unserer Methode dauerhaft heilen könnten.

Wissen Sie, wie viele Ärzte mir inzwischen schon solche Hoffnungen gemacht haben, fragte sie. – Ich konnte es mir vorstellen.

Als wir einige Wochen später zum Abschluss der Therapie noch einmal miteinander sprachen, waren bei Katharina W. sämtliche Symptome verschwunden.

Sie müsse gestehen, dass sie mir anfangs nicht geglaubt habe, als ich ihr von der Wirksamkeit unserer Therapie erzählt hatte, sagte Frau W., aber heute fühle sie sich im Vergleich zu früher fast wie ein neuer Mensch. Am glücklichsten sei sie jedoch, dass sie nun endlich ihren Kater wieder zu sich nach Hause holen konnte, ohne dass sie auch nur die geringsten Atembeschwerden habe.

Die Krankheitsgeschichte von Frau W. steht beispielhaft für das, was zahlreiche meiner Patientinnen und Patienten bei ihrer Reise von einer medizinischen Station zur nächsten erlebt haben. Viele sehen unser Therapiezentrum als letzten Strohhalm, nach dem sie in ihrem Leiden greifen. Ich weiß, dass diese Menschen hier am Ziel ihrer beschwerlichen Reise angekommen sind, auch wenn sie selbst es noch nicht glauben können. Warum ich so sicher bin, dass ich ihnen wirklich helfen kann, will ich in diesem Buch erklären.

Von der Schulmedizin zur ursächlichen Therapie

Wenn ich mit anderen Menschen über die Therapie Eisenhardt© spreche, bekomme ich oft zu hören: Was Sie erzählen, klingt so einfach und so logisch – warum ist die Medizin nicht schon viel früher auf diese Lösung gekommen?

Ich kann auf diese Frage keine erschöpfende Antwort geben, aber ich kann sagen: Was heute so einfach und logisch erscheint, ist das Ergebnis von mehr als zehn Jahren Forschungsarbeit, die ich gemeinsam mit meinem Team und mit der Hilfe meiner Familie sowie meiner Patientinnen und Patienten geleistet habe. Vor diesem Hintergrund betrachtet, habe auch ich mich vor vielen Jahren auf eine Reise begeben, die genau wie bei meinen Patienten mal schneller und mal langsamer, mal unerfreulich und mal hoffnungsvoll verlief. Wir haben sehr viel Erfolgversprechendes ausprobiert und mussten immer wieder unseren Kurs korrigieren.

Heute haben wir, so meine ich, unser Ziel erreicht: Wir sind in der Lage, Menschen dauerhaft von ihren chronischen Krankheiten zu befreien und ihnen zu einem schmerz- und symptomfreien Leben zu verhelfen. Wie ist das möglich? Und wie sind wir dort hingekommen, wo wir heute stehen? Um dies zu veranschaulichen, erscheint es mir sinnvoll, ganz am Anfang zu beginnen und ein wenig von meiner persönlichen Geschichte zu erzählen.

Rückblickend kommt es mir so vor, als sei mein Weg schon in jungen Jahren vorbestimmt gewesen. Als ich fünf Jahre alt war, starb mein Vater an

Leukämie. Natürlich hat mich dieser Verlust sehr erschüttert, und immer wieder stellte ich mir die Frage: Warum? Warum ausgerechnet er? Warum litt mein Vater als junger Mann an einer Krankheit, die am Ende seinen Körper besiegte? Warum konnten die Ärzte ihm nicht helfen? Von Medizin verstand ich damals noch nicht viel, und es blieb mir wenig anderes übrig, als mein Schicksal zu akzeptieren und damit fertig zu werden.

Ich stamme aus einer Handwerker-Familie, und nur durch die Initiative meines Grundschullehrers wurde es mir ermöglicht, das Gymnasium zu besuchen und das Abitur zu absolvieren. Anschließend stand ich vor der Entscheidung, was ich nun mit meinem Leben anfangen wollte. Mein Großvater drängte mich, Maurer zu werden, wie er selbst und auch mein Vater es gewesen war. Andere setzten große Hoffnungen in meine sportlichen Leistungen und rieten mir zu einer Karriere als Profifußballer.

Ich selbst aber spürte, dass es ein anderer Weg war, den ich gehen würde. Ich nahm ein Medizinstudium auf. Als Arzt, dachte ich mir, würde ich anderen helfen können. Ich würde vielleicht dazu beitragen, dass weniger Menschen so jung wie mein Vater sterben und dass weniger Kinder so wie ich ohne Vater würden aufwachsen müssen.

Während meines Studiums spielte ich weiterhin Fußball und trainierte in meiner Freizeit sehr intensiv. In dieser Zeit traten bei mir jedoch Verletzungsanfälligkeiten auf, die ich vorher gar nicht gekannt hatte. Ich fragte mich, ob ich falsch trainierte, zog Experten zu Rate und stellte mein Training um. Doch obwohl ich nun den Sport noch intensiver betrieb als zuvor, wurden meine Leistungen nicht besser. Niemand war in der Lage, mir zu erklären, wie das sein konnte. Also fand ich mich mit der Situation ab und kümmerte mich stärker um meine Ausbildung. Auch lernte ich während dieser Zeit meine Frau kennen, wir heirateten, und bald erwarteten wir unser erstes Kind. So trat der Sport ohnehin weiter in den Hintergrund.

Heute habe ich für dieses sportliche Leistungstief jedoch eine plausible Erklärung, auf die ich an anderer Stelle noch zurückkommen werde.

Später, als Assistenzarzt im Krankenhaus, erlitt ich einen Bandscheibenvorfall und hatte permanent starke Rückenschmerzen. Als Schulmediziner sagt man sich dann: So ist das eben, die Anatomie ist da, und deshalb bin ich krank. Damit muss ich jetzt einfach leben.

Ich nahm regelmäßig Medikamente ein und kam damit in meinem Alltag einigermaßen gut über die Runden. Im Grunde konnte ich zufrieden sein: Ich beendete meine Ausbildung zum Internisten und ließ mich als Arzt mit einer eigenen Praxis nieder, die von den Patienten gut angenommen wurde. Auch privat war ich mit meiner Frau und meinen inzwischen zwei Kindern sehr glücklich.

Getrübt war mein Alltag trotzdem, und zwar aus zwei Gründen: Zum einen ging es dabei um die Erkrankung meiner Frau. Sie litt von Jugend an unter starkem Heuschnupfen und Infektanfälligkeiten. Solange ich sie kannte, war sie sehr oft krank. Später entwickelte sich bei ihr eine Hausstaub- und Tierhaarallergie, schließlich kam schweres Asthma hinzu. Die Versuche, die Krankheit einigermaßen in den Griff zu bekommen, verliefen ähnlich wie in der beschriebenen Krankheitsgeschichte von Katharina W. Trotz Tabletten und Asthmasprays musste meine Frau den Sommer mehr oder weniger im Haus verbringen.

Der zweite Grund für meine Unzufriedenheit war mit dem ersten eng verbunden. Denn es war nicht nur meine Frau, der ich nicht dauerhaft helfen konnte, auch bei vielen anderen Patienten war das der Fall. Nach schulmedizinischen Kriterien arbeitete ich sehr gut. Ich hatte eine solide Ausbildung, die Patienten kamen und vertrauten mir. Aber wie in jedem anderen Beruf braucht man auch als Arzt Erfolgserlebnisse. – Und diese Erfolgserlebnisse blieben aus, insbesondere bei den Patienten mit chronischen Krankheiten wie Asthma, Allergien, Rheuma oder Rückenbeschwerden.

Hatte man die Möglichkeiten der medikamentösen Behandlung ausgeschöpft, blieb einem eigentlich nur noch zu sagen: Es tut mir Leid, aber Sie müssen mit Ihren Beschwerden leben.

Ich gelangte an einen Punkt, an dem ich nach zehnjähriger ärztlicher Tätigkeit fast den Beruf gewechselt hätte, so frustriert war ich damals. Aus dem Gefühl heraus, dass ich nur gewinnen konnte, wagte ich den Blick über meinen schulmedizinischen »Tellerrand«. Ich fing an, mich mit alternativen Heilmethoden zu beschäftigen, zunächst mit Homöopathie und Bioresonanztherapie. Dabei hielt ich mir immer die Krankheit meiner Frau vor Augen. Ihr Zustand war sozusagen der kritische Gradmesser, an dem ich den Erfolg dieser Ansätze ablesen konnte.

Bei der Homöopathie mussten wir feststellen, dass die Behandlung ähnlich verlief wie in der herkömmlichen Medizin: Die Medikamente lindern die Beschwerden zwar für eine Weile. Auf Dauer lässt die Wirkung jedoch nach, man probiert es daraufhin mit anderen Arzneien, bis man auch hier mit seinem Latein am Ende ist. Der Vorteil der Homöopathie besteht immerhin darin, dass sie ausschließlich mit pflanzlichen Mitteln arbeitet, die den Körper erheblich weniger belasten als die schulmedizinischen Medikamente. An unser Ziel, die dauerhafte Beseitigung der Beschwerden, gelangten wir damit jedoch nicht.

Die Bioresonanztherapie hat ein vollkommen anderes Konzept. Ihr liegt die Vorstellung zugrunde, dass Allergien negative Schwingungen für den Körper darstellen, die ihm nicht gut tun. Mit Hilfe eines Gerätes sollen diese negativen Schwingungen in positive umgewandelt werden. Mit diesem Ansatz haben wir in unserer Praxis ein Jahr lang gearbeitet, stellten jedoch fest, dass wir damit ebenfalls keine prägnanten Therapieerfolge erzielten.

Schließlich hörte ich von den positiven Effekten der Akupunktur für Menschen mit Schmerzen, Allergien und anderen chronischen Leiden. Ebenso wie die Bioresonanztherapie kommt die Akupunktur ohne Medikamente aus, deshalb hielt ich sie für eine weitere Erfolg versprechende Alternative.

Nachdem ich mich eine Zeit lang damit beschäftigt hatte, erkannte ich, dass die Akupunktur tatsächlich wirkt. Aus diesem Grund absolvierte ich eine komplette mehrjährige Akupunktur-Ausbildung bei der *Deutschen Gesellschaft für Akupunktur* in München.

Der Nachteil dieser Therapiemethode bestand lediglich darin, dass die Behandlung jedes Jahr vor der Pollenzeit wiederholt werden musste. Zwar ging es meiner Frau inzwischen erheblich besser, ich wollte mich jedoch immer noch nicht mit diesem Status zufrieden geben.

Wenn die Akupunktur hilft, so dachte ich mir, dann gibt es vielleicht auch eine Chance, dass sie dauerhaft heilen kann. Möglicherweise kann man einen Weg finden, die Patienten so zu therapieren, dass die Behandlung ein Leben lang Wirkung zeigt. Ich fragte mich: Was machen wir falsch in der Akupunktur? Was machen wir falsch in der Allergologie? Ist es denkbar, beide Ansätze zu einer heilenden, ganzheitlichen Methode zusammenzuführen?

So kam ich wieder zurück auf die Frage nach dem »Warum«. Warum ist meine Frau eigentlich krank? Warum können die herkömmlichen Behandlungsmethoden ihr nicht dauerhaft helfen? Wo liegen die Ursachen ihrer Erkrankung?

In dieser Frage nach dem »Warum« lag am Ende der Schlüssel zum Erfolg. Ich begann, mich auf die Ursachen einer Krankheit zu konzentrieren, anstatt auf ihre Symptome. Dieser Schritt brachte mich ein großes Stück weiter auf meiner Reise hin zur ursächlichen Akupunkturtherapie.

- Mit der von mir entwickelten Therapie Eisenhardt© bin ich in der Lage, chronische Krankheiten dauerhaft zu heilen.
- Die Therapie ist das Ergebnis von mehr als zehn Jahren Forschungsarbeit.
- In diesem Buch begleiten Sie mich auf den einzelnen Stationen meiner Reise von der Schulmedizin zur ursächlichen Akupunkturtherapie.

Der Ursache auf der Spur

2

Für meine Ursachenforschung habe ich mich zunächst ein paar Schritte von der Schulmedizin entfernt und mich einer ganzheitlichen, naturheilkundlich orientierten Medizin zugewandt. Durch diesen erweiterten Blick erhielt ich den Schlüssel für meine Forschungsarbeit.

2. Der Ursache auf der Spur

Der Mensch in der traditionellen chinesischen Medizin

Um diese Ursachenforschung überhaupt betreiben zu können, war es wichtig, mich zunächst ein paar Schritte von der Schulmedizin zu entfernen und mich einer ganzheitlichen, naturheilkundlich orientierten Medizin zuzuwenden. Den wesentlichen Unterschied zwischen diesen beiden Sichtweisen möchte ich anhand eines Bildes verdeutlichen: Wer eine schulmedizinische Ausbildung absolviert, ist – ein wenig zugespitzt formuliert – darauf trainiert, den menschlichen Körper als hochkomplexe, aus Einzelteilen zusammengesetzte Maschine zu betrachten. Der Arzt ist dementsprechend ein Servicetechniker, der für Wartung und Reparatur der Maschine zuständig ist. Geht die Maschine kaputt, wird geschaut, welches Teil in Mitleidenschaft gezogen wurde. Durch Treibstoffe, Schmier- oder Reinigungsmittel (Medikamente) wird versucht, die Maschine wieder in Gang zu bringen. Hin und wieder ist es auch nötig, einzelne Teile mechanisch zu flicken (Operation) oder womöglich Teile auszutauschen (Organe werden ersetzt, entweder durch menschliche Organspenden oder künstliche Nachbildungen). Dass an einzelnen Maschinen (Menschen) bestimmte Teile womöglich immer wieder Probleme bereiten, nimmt der Servicetechniker meist einfach hin. Er tut, was er kann, um die Maschine am Laufen zu halten, in seiner Ausbildung wurde das als seine Hauptaufgabe definiert.

Die traditionelle chinesische Medizin vergleicht den Menschen eher mit einem Baum, dem eine bestimmte Lebensenergie innewohnt. Ebenso wie ein Baum über die Wurzeln und den Stamm seinen Ästen und Zweigen bis ins letzte Blättchen Wasser und Nährstoffe zuführt, werden im menschlichen Körper alle Organe über bestimmte Leitbahnen, die so genannten Meridiane, mit Energie versorgt. Diese im menschlichen Körper fließende Lebensenergie bezeichnen die Chinesen als »Qi« (gesprochen: Tschi). Das Qi befindet sich in einem permanenten Spannungsverhältnis zwischen den beiden Einflussgrößen »Yin« und »Yang«. Während Yin u. a. für weiblich, substanziell, passiv und kalt steht, werden Yang die Attribute männlich, dynamisch, aktiv, heiß zugeschrieben. Yin und Yang sind ständig im Austausch begriffen, das heißt sie unterliegen einem stetigen Wandlungsprozess. Diese permanente Veränderungsdynamik spiegelt sich auch im Baum beziehungsweise im Menschen wieder: Der Baum verliert je nach Jahreszeit seine Blätter oder beginnt zu knospen, durch zu viel Hitze kann er vertrocknen, durch zu viel Feuchtigkeit leidet er unter Fäulnis, durch Parasitenbefall wird er krank. Der Mensch wächst, er altert, er benötigt Wasser und Nahrung, er kann durch äußere Einflüsse erkranken. Damit Baum und Mensch gesund bleiben, gilt es, die Lebensenergie im Fluss sowie Yin- und Yang-Einflüsse in Ausgewogenheit und Harmonie zu halten.

Verliert der Baum mitten immer Sommer seine Blätter, ist offenbar in seinem Ökosystem etwas aus dem Gleichgewicht geraten, sodass nicht mehr alle Bereiche mit Wasser und Nährstoffen versorgt werden konnten. Ein Mangel bzw. ein Überfluss an Yin- oder Yang-Energie ist die Ursache. Um diese Ursache genau lokalisieren zu können, ist es nötig, das gesamte

System zu betrachten. Tritt das Symptom an den Zweigen auf (die Blätter fallen ab), bedeutet dies nicht zwangsläufig, dass die Ursache auch dort zu finden ist. Genauso gut ist es möglich, dass die Wurzeln des Baumes von Schädlingen befallen sind, sodass die Feuchtigkeitszufuhr in die Äste, Zweige und Blätter nicht mehr gewährleistet ist.

Mit eben diesem Blick betrachtet die traditionelle chinesische Medizin auch den Menschen: Wird der Mensch krank, so ist offenbar der komplexe Energiefluss, das ausgewogene Verhältnis zwischen Yin und Yang im Körper gestört oder blockiert. Die Tatsache, dass sich eine Krankheit beispielsweise durch Ekzeme auf der Haut zeigt, bedeutet deshalb noch nicht, dass auch die Ursache dort zu finden ist. Ebenso verhält es sich mit den Symptomen aller anderen chronischen Krankheiten. Die traditionelle chinesische Medizin kennt keine »Einzelteildiagnostik«, sie sieht immer den ganzen Menschen und weiß, dass die Störung des Energieflusses sich an jedem Punkt des Körpers mit unterschiedlichsten Signalen bemerkbar machen kann.

Im Umkehrschluss bedeutet das aber auch, dass jedes Symptom und damit auch jede Krankheit eine Störung des Energieflusses zur Ursache hat und durch die Aufhebung dieser Störung beseitigt bzw. geheilt werden kann.

Die Herausforderung und die Kunst der traditionellen chinesischen Medizin liegt also darin, die Lebensenergie in Fluss zu halten. Damit beschäftigen sich im Grunde alle fernöstlichen Therapiemethoden von der Akupunktur über Qi Gong und Yoga bis hin zur Reflexzonentherapie und vielen weiteren.

Für die Entwicklung der Therapie Eisenhardt© war es wichtig, die westliche ebenso wie die fernöstliche Medizin zu kennen und beide Sichtweisen konstruktiv miteinander zu verbinden. Nur so konnten wir an das Ziel unserer Reise gelangen und chronische Krankheiten dauerhaft heilen.

Der Schlüssel: Allergien und Nahrungsmittelunverträglichkeiten

Mit geschultem Auge für westliche Diagnoseverfahren und einem durch die traditionelle chinesische Medizin erweiterten Blick bin ich also an die Ursachenforschung herangegangen und habe mir das Krankheitsbild meiner Frau einmal vor diesem Hintergrund angeschaut.

Die Allergie wird zu den Autoimmunkrankheiten gezählt. Körperfremde Stoffe gelangen dabei auf unterschiedlichen Wegen in unseren Körper – über die Atemwege, den Verdauungstrakt oder über die Haut. Unser Immunsystem erkennt diese fremden Stoffe und verfügt über entsprechende Möglichkeiten, um die Eindringlinge aus dem Körper zu entfernen. Im Normalfall geht dieser Vorgang ohne große Aufregung vonstatten, denn Fremdstoffe wie Pollen, Staubpartikel, Milben etc. werden von einem intakten Immunsystem als harmlos eingestuft.

Bei einer Allergie kommt es jedoch zu einer »Fehleinschätzung« des Immunsystems gegenüber den Fremdstoffen und in der Folge zu einer übersteigerten Abwehrreaktion. Fremdstoffe, bei denen der Körper auf diese Weise reagiert, nennt man Allergene oder Antigene. Ist das gestörte Immunsystem also mit einem Allergen konfrontiert, kann man sich den Vorgang so vorstellen: Alle Alarmglocken schrillen, und es rückt eine ganze Feuerwehr an, nur um ein (eigentlich harmloses) brennendes Streichholz zu löschen. Ein Nebeneffekt bei dieser Aktion ist die Ausschüttung des vom Körper selbst produzierten Histamins, das dann die bekannten Symptome hervorruft: Schnupfen, Schwellungen, Juckreiz, Rötungen, Verengung der Bronchien, aber auch Brechreiz und Durchfall.

Welche Schlussfolgerung ist daraus nun zu ziehen?

Betrachten wir nicht nur die Symptome, sondern den ganzen Körper als komplexes System, können wir zunächst festhalten: Bei einer Allergie arbeitet das Immunsystem nicht einwandfrei. Diese Erkenntnis wirft jedoch wieder neue Fragen auf: Wo befindet sich denn eigentlich das Immunsystem im menschlichen Körper? Schließlich ist es ja kein Organ wie das Herz oder die Lunge oder die Leber. Und wodurch wird es dermaßen aus dem Gleichgewicht gebracht?

Ich kam bei meinen Überlegungen darauf, dass 90% der Aktivitäten des Immunsystems im Darm stattfinden. Während meiner Ausbildung hatte ich längere Zeit in der Gastroenterologie gearbeitet. Ich kannte die Anatomie des Magen-Darm-Traktes buchstäblich in- und auswendig und wusste: Dort sind die meisten Bakterien, die meisten Viren, die meisten Pilze zu finden. Wenn die Darmflora intakt ist, gilt dies in der Regel auch für das Immunsystem.

Das brachte mich auf den nächsten Gedanken: Wenn das Immunsystem sich quasi im Darm befindet und es bei manchen Menschen offenbar fehlerhaft funktioniert, dann liegt das womöglich daran, dass dem Darm etwas zugeführt wird, was er nicht verträgt. Das hätte dann zur Folge, dass das Immunsystem gestört ist, der Energiefluss aus dem Gleichgewicht gerät und der Mensch krank wird.

Erst Jahre später wurde mir übrigens das ganze Ausmaß der Bedeutung bewusst, die der Darm tatsächlich für die Gesundheit des Menschen hat. Obwohl ich schon ein ganzes Medizinstudium, die Arbeit in der gastroenterologischen Abteilung und mehrere Jahre als praktischer Arzt hinter mir hatte, musste ich mir die wirklich relevanten Zusammenhänge zwischen Darm, Immunsystem und der Entstehung von Krankheiten in einem mühevollen Denk- und Forschungsprozess erarbeiten. Die Akupunkturausbildung hat mir dafür die wichtigsten Hinweise gegeben.

Doch zurück zur Geschichte meiner Frau: Ich versuchte, in der Diagnostik noch einmal ganz von vorn zu beginnen, und untersuchte sie zum einen im Hinblick darauf, auf welche Pollen und sonstigen Stoffe sie allergisch reagierte. Tatsächlich stellten wir fest, dass sie neben den bereits bekannten Pollen, Milben und Tierhaaren Unverträglichkeitsreaktionen auf eine ganze Reihe anderer Stoffe zeigte, darunter beispielsweise Holz, Schaumstoffe und Latexstoffe. Zum anderen testete ich aber auch, ob es womöglich Nahrungsmittel gab, die sie nicht vertrug. Auch hier waren weitere Unverträglichkeitsreaktionen festzustellen.

Was bedeutet es nun, wenn ich einerseits von Allergien spreche und andererseits von Nahrungsmitteln, die meine Frau nicht vertrug? Worin besteht der Unterschied?

In der Schulmedizin werden Allergien und Nahrungsmittelunverträglichkeiten bzw. -intoleranzen dahingehend unterschieden, dass Letztere keine immunologischen Reaktionen im Körper hervorrufen, wie es bei Allergien der Fall ist. Mit anderen Worten: Man kann die Nahrungsmittelunverträglichkeiten nicht über herkömmliche Allergietestverfahren feststellen.

Im Grunde genommen sind Unverträglichkeiten Vorstufen von Allergien, manchmal rufen sie dieselben Symptome wie Allergien hervor. Deshalb werden sie auch »Pseudoallergien« genannt. Diese Bezeichnung drückt letztlich aber nur die Hilflosigkeit der Schulmedizin gegenüber dem Phänomen aus, denn man sieht zwar, dass die Symptome vorhanden sind, auf der Ebene der bekannten allergologischen Diagnoseverfahren scheitert man jedoch. Das führt wiederum dazu, dass Unverträglichkeiten in der Schulmedizin nahezu ignoriert werden, während Allergien im Vordergrund stehen.

Nach unserer Erfahrung ist dieser Ansatz grundsätzlich falsch, denn der Körper macht es sich nicht so leicht wie die Medizin. Für den Körper sind die Nahrungsmittelunverträglichkeiten genauso schädlich wie die Allergien –

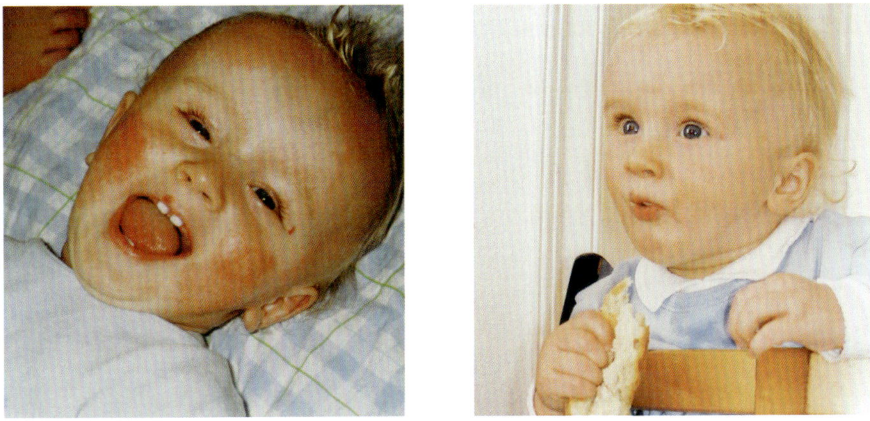

Der kleine Jonah litt unter einer Weizenunverträglichkeit und reagierte mit heftigen Neurodermitisschüben. Das linke Foto zeigt ihn mit zehn Monaten. Nach unserer Desensibilisierungstherapie konnte der Junge wieder problemlos Weizenmehlprodukte zu sich nehmen. Das rechte Foto zeigt ihn an seinem 1. Geburtstag.

sie führen zu einer Ausbreitung von Hefepilzen im Darm. Wenn diese Hefepilze sich über ein bestimmtes Maß hinaus vermehren, gerät der komplexe Haushalt der Darmflora aus dem Gleichgewicht, und es kommt zu Beschwerden. Viele Patienten berichten in diesem Zusammenhang auch von Heißhunger auf Süßes. Das ist nicht weiter erstaunlich, denn die Hefepilze ernähren sich von Zucker. Das Problem besteht vielmehr zum einen darin, dass auch diese Hefepilze Histamin ausschütten und dadurch die Symptome von Allergikern verstärken. Zum anderen – und das ist sogar noch gravierender – werden die Beschwerden, die eine Unverträglichkeit *unweigerlich* zur Folge hat, weder von den Patienten noch von der Schulmedizin auf den Verzehr des entsprechenden Nahrungsmittels zurückgeführt.

Insofern ist die Nahrungsmittelunverträglichkeit eigentlich die »tückischere« Variante der beiden. Während der Betroffene die Nahrungsmittelallergie an ihren Symptomen wie Kribbeln im Hals, Anschwellen der Lippen oder Erstickungsgefühlen meist sofort erkennt, weiß er bei der Nahrungsmittelunverträglichkeit oft gar nicht, dass er sie hat. Dabei kommen Nahrungsmittelunverträglichkeiten wesentlich häufiger vor als Nahrungsmittelallergien, das Verhältnis liegt etwa bei 95 zu 5%.

Wenn wir aber auf die inneren Antennen unseres Körpers hören, können wir oft schon ohne ärztliche Diagnose feststellen, dass bestimmte Nahrungsmittel uns nicht gut tun, zum Beispiel wenn wir uns nach dem Verzehr müde und erschöpft fühlen, wenn uns übel wird, wir Kopfschmerzen, Durchfall oder Blähungen bekommen. Solche Reaktionen sind immer ein Indiz für eine Nahrungsmittelunverträglichkeit. Aber auch Rücken- und Gelenkschmerzen sowie Hautreaktionen sind darauf zurückzuführen. In jedem Fall stellen solche Unverträglichkeiten eine schleichende Störung des Immunsystems dar, die in der Regel irgendwann zu einer schweren chronischen Krankheit führt.

Für unsere Therapie hat sich die Beschäftigung mit Allergien und Nahrungsmittelintoleranzen als entscheidender Schlüssel auf dem Weg zu unseren Heilungserfolgen erwiesen. Heute wissen wir: Der Erfolg der Behandlung von Allergien – ebenso wie aller anderen chronischen Krankheiten – steht und fällt mit der Behandlung der Nahrungsmittelunverträglichkeiten. In diesem Sinne stellen die Unverträglichkeiten sogar die *Ursache* für jede chronische Erkrankung dar.

- Die traditionelle chinesische Medizin betrachtet den Menschen als ganzheitliches Wesen. Ihre Diagnostik ist deshalb stärker ursächlich orientiert als die der westlichen Medizin.
- Durch ein Zusammendenken von westlichen und östlichen Medizinansätzen erkannte ich, dass chronischen Krankheiten nur dann entstehen, wenn das Immunsystem eines Menschen geschwächt ist.
- Die Ursache für diese Schwächung besteht in erster Linie in Nahrungsmittelunverträglichkeiten und Allergien.

Kinesiologie: Arbeit mit Schwingungsphänomenen

3

Um Allergien und Unverträglichkeiten festzustellen, dient uns die Kinesiologie als Testverfahren. Sie ist ein Teilgebiet der traditionellen chinesischen Medizin und basiert auf dem Phänomen der elektromagnetischen Schwingungen.

3. Kinesiologie: Arbeit mit Schwingungsphänomenen

Grundgedanken der Kinesiologie

Wenn eine Nahrungsmittelunverträglichkeit mit den klassischen Allergietestverfahren nicht diagnostiziert werden kann, so werden Sie sich vielleicht fragen, wie waren wir dann in der Lage, die Unverträglichkeiten meiner Frau mit Gewissheit festzustellen?

Uns diente als Testverfahren die Kinesiologie. Die Kinesiologie ist ebenso wie der ganzheitliche Blick auf den Menschen aus der traditionellen chinesischen Medizin bekannt. Ins Deutsche übertragen bedeutet der Begriff »Bewegungslehre«.

Das Verfahren basiert auf dem Phänomen der elektromagnetischen Schwingungen. Jeder Mensch, aber auch jeder Gegenstand, ob belebt oder unbelebt, sendet elektromagnetische Schwingungen aus. Im Menschen sind diese Schwingungen in einer Weise organisiert, die ich bereits beschrieben habe: Die Lebensenergie Qi fließt nach einem komplexen Prinzip auf bestimmten Leitbahnen, den Meridianen, durch bzw. über den Körper. Sind diese Energieflüsse gestört, führt das dazu, dass der Mensch sich nicht wohl fühlt und im schlimmsten Fall krank wird. Solche Störungen des Energieflusses können beispielsweise durch die Schwingungen anderer Gegenstände oder Stoffe hervorgerufen werden, mit denen der Mensch in Kontakt kommt. Der menschliche Körper nimmt diese Schwingungen wahr und reagiert darauf extrem sensibel.

Diese Schwingungsphänomene sind physikalisch messbar und lösen teilweise unmittelbare physische Reaktionen aus. So fand der amerikanische Chirotherapeut George Goodheart in den 1960er Jahren heraus, dass Störungen oder Blockaden des Energieflusses in den Meridianen Auswirkungen auf die Reaktionsweise bestimmter Muskeln haben. Aus dieser Erkenntnis heraus entwickelte er den kinesiologischen Muskeltest. Dieser Muskeltest dient uns heute in unserer täglichen Arbeit als Testverfahren, mit dem wir feststellen, ob und welche Allergien und Unverträglichkeiten bei unseren Patienten vorliegen.

Der kinesiologische Muskeltest

Im Muskeltest wird mit Druck und Gegendruck auf einen so genannten Indikatormuskel gearbeitet, beispielsweise auf den Delta-Muskel des Arms. Der Patient hebt hierfür einen Arm so weit, dass er seitlich im rechten Winkel vom Körper absteht. Der Therapeut versucht dann auf bestimmte Weise, den Arm nach unten zu drücken. Ist die Energie im Fluss, so ist der Mensch in der Lage, dem Druck durch den Therapeuten standzuhalten. Ist die Energie jedoch blockiert, führt das zu einer spontanen Muskelschwäche, der Patient kann nicht genügend Gegendruck aufbauen und der Arm sinkt unter dem Druck nach unten.

In der Testsituation wird der Patient mit unterschiedlichen Stoffen konfrontiert, auf die er unverträglich oder allergisch reagieren könnte. Er nimmt dafür ein Glas mit der zu testenden Substanz in die freie Hand und der Test wird durchgeführt. Aufgrund des oben beschriebenen Schwingungsphänomens erfahren wir, ob ein Patient eine Substanz verträgt oder nicht: Im ersten Fall fließt die Energie, und er kann dem Druck des Therapeuten standhalten. Im zweiten Fall stehen die elektromagnetischen Schwingungen des Patienten mit denen der zu testenden Substanz quasi im Gegensatz, der Energiefluss des Patienten ist blockiert und er reagiert mit Muskelschwäche. Dass die Testsubstanzen sich in einem Glas befinden, ist dabei unproblematisch, denn durch Luft und durch Glas werden solche Schwingungen ungehindert fortgeleitet.

Das kinesiologische Testverfahren ist ebenso einfach wie präzise und verfügt über einen entscheidenden Vorteil gegenüber anderen Allergietestmethoden: Man kann mit ihm nicht nur Allergien, sondern eben auch Nahrungsmittelunverträglichkeiten feststellen. Trotzdem wird die Kinesiologie von der Schulmedizin nicht anerkannt und die Anwendungsverfahren dementsprechend nicht von den Krankenkassen getragen. Hier herrscht noch immer der Glaube an das Messbare vor, an die Vollständigkeit der Informationen, die man über die herkömmlichen Testverfahren erhält. Uns brachte die Kinesiologie jedoch einen großen Schritt näher an die Antwort: Warum ist ein Mensch krank? Wo liegt die Ursache für seine Erkrankung?

Bei der Testung selbst führt der Weg stets vom Allgemeinen zum Besonderen. Es existieren Tausende von Stoffen auf der Welt, auf die ein Mensch unverträglich oder allergisch reagieren kann. Damit nicht alle einzeln getestet werden müssen, was den Therapeuten und den Patienten sehr viel Zeit und buchstäblich sehr viel Kraft kosten würde, werden die Substanzen in Gruppen getestet: Obst, Gemüse, Getreide, Tierhaare, Pollen etc. Reagiert ein Patient beispielsweise auf die Gruppe Obst, so werden anschließend die verschiedenen Obstsorten einzeln getestet. Auf diese Weise sieht man am Ende genau, durch welche Stoffe oder Nahrungsmittel das Immunsystem

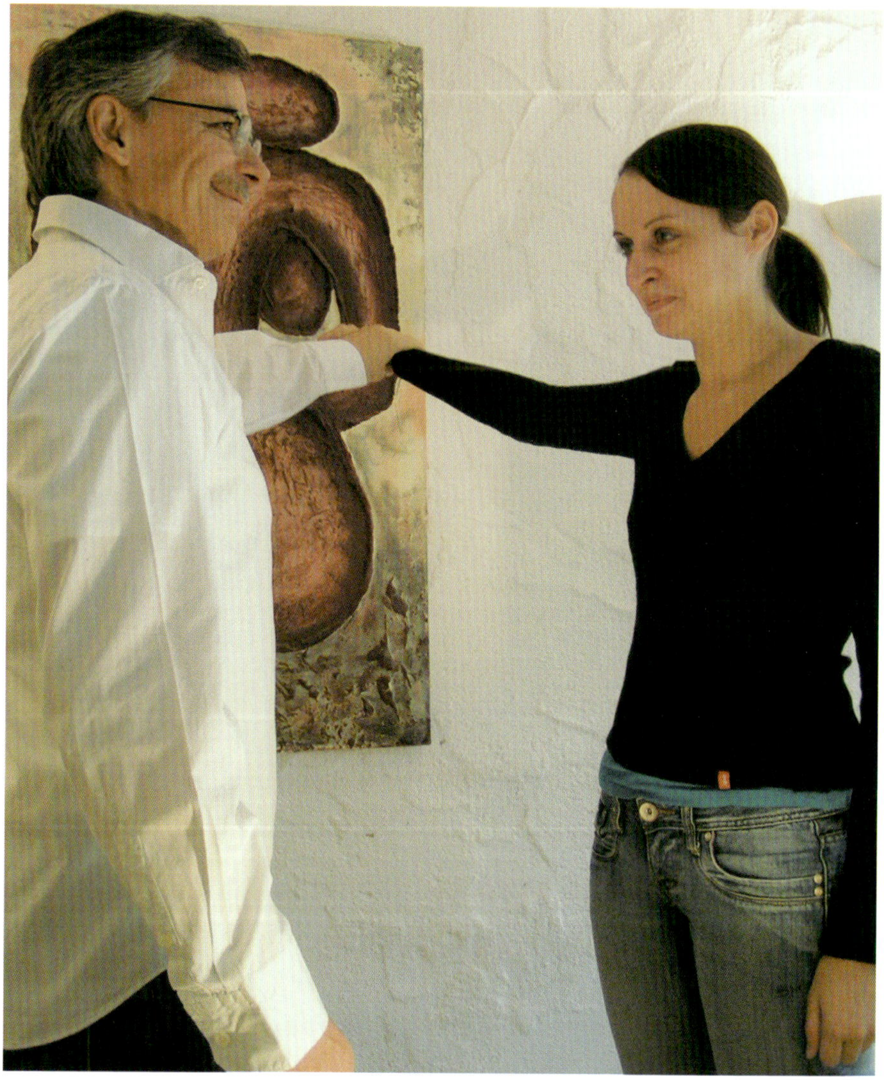

Im kinesiologischen Muskeltest wird mit Druck auf einen Indikatormuskel gearbeitet.

eines Patienten gestört wird und welche er problemlos verträgt. Wichtig ist in diesem Zusammenhang: Der kinesiologische Muskeltest ist vom Patienten mental nicht beeinflussbar. Auch wenn ich Milchprodukte liebe und nicht glauben möchte, dass ich sie nicht vertrage, wird mein Muskel in der Testsituation mit Schwäche reagieren, falls ich eine Kuhmilchunverträglichkeit habe.

Nun haben wir in unserem Therapiezentrum auch viele Säuglinge und Kleinkinder mit Neurodermitis und anderen Hautkrankheiten in Behandlung. Sie sind noch nicht in der Lage zu verstehen, was sie im Muskeltest tun sollen. Wie können wir aber dennoch bei ihnen die Allergien und Unverträglichkeiten feststellen? Ganz einfach, indem eine weitere Person das Baby an die Hand nimmt und an dessen Stelle den Indikatormuskel zur Verfügung stellt. Denn interessanterweise überträgt sich die Blockierung der Nervenbahnen auf denjenigen, der das Baby an der Hand hält, ganz gleich, ob das ein Elternteil oder eine vollkommen fremde Person ist. Es ist sogar möglich, zehn Personen in einer Kette hintereinander zu »schalten«, wobei der Erste die Substanz in der Hand hält und am Zehnten der Druck auf den Muskel ausgeübt wird. Der Test funktioniert trotzdem und gibt immer Auskunft über denjenigen, der mit der Substanz in Kontakt ist.

Grundsätzlich erfordert die Arbeit mit Hilfe der Kinesiologie sehr viel Übung und Erfahrung. Der schlimmste Fehler, den man dabei als Therapeut machen kann, ist, mit einer bestimmten Vorstellung an den Test heranzugehen. Wer bereits im Voraus denkt, ein Patient müsse auf ganz bestimmte Stoffe reagieren, wird keinen gleichmäßigen Druck auf den Muskel ausüben und garantiert zu einem falschen Testergebnis kommen. Das wiederum zieht eine falsch ausgerichtete Therapie nach sich und wird dem Patienten bei der Beseitigung seiner Beschwerden nicht weiterhelfen.

Grenzen und Möglichkeiten der Kinesiologie

Einige Ärzte und Heilpraktiker nutzen die Kinesiologie auch als eigenständiges Therapieverfahren. Durch das Berühren von Reflexpunkten und das Entlangstreichen an den gestörten Meridianen soll die blockierte Lebensenergie Qi wieder in Fluss gebracht werden.

Uns dient die Kinesiologie hingegen ausschließlich als Diagnose-Instrument, um herauszufinden, welche Substanzen das Immunsystem eines Patienten schwächen. Nur wenn ich dem Patienten anschließend über die Akupunktur diese Allergien und Unverträglichkeiten nehme, ist eine dauerhafte Regulierung des Immunsystems möglich. Die therapeutische Arbeit mit Hilfe der Kinesiologie bleibt aus meiner Sicht genauso wie eine medikamentöse Therapie auf der Symptomebene verhaftet und beseitigt nicht die Ursache der Erkrankung. Die Wirkung, die damit erzielt wird, kann deshalb lediglich vorübergehender Natur sein.

Von Patienten, die vom Prinzip der Kinesiologie fasziniert sind und eine Vorstellung der dabei ablaufenden Prozesse haben, werde ich oft gefragt: Kann ich mit dem kinesiologischen Muskeltest auch herausfinden, ob mein Partner bzw. meine Partnerin zu mir passt, ob unsere Schwingungen harmonieren? Tatsächlich gibt es die Fachrichtung der Neurokinesiologie, die sich das Schwingungsphänomen auf psychologischer Ebene nutzbar macht. Zwar ist auch in meiner täglichen Arbeit ein hohes Maß an psychologischem Gespür und Einfühlungsvermögen nötig, denn schwere Krankheitsverläufe haben meist auch Auswirkungen auf das familiäre Umfeld des Betroffenen. So weit es uns möglich ist, versuchen wir hier zur Lösung der Probleme beizutragen. In Bezug auf die Kinesiologie konzentrieren wir uns jedoch auf den organischen Bereich.

Wer aber Spaß daran hat, sich mit den Schwingungsphänomenen auf der zwischenmenschlichen Ebene näher zu beschäftigen, wird bald auch im Alltag dafür sensibilisiert sein, sie wahrzunehmen. Versuchen Sie einmal ein Experiment, wenn Sie sich beispielsweise in einer Gruppe Ihnen unbekannter Menschen befinden. Wenn Sie sich darauf konzentrieren und sich nicht dem Erstbesten zuwenden, der gerade neben Ihnen steht, werden Sie schnell feststellen, mit wem Ihre eigenen Schwingungen harmonieren und mit wem nicht. Insofern dürfte es eigentlich nicht heißen: »Zwischen uns stimmt die Chemie«, sondern »Zwischen uns stimmt die Physik«. Oder vielleicht auch: »Uns verbinden gute Vibrationen«.

- Die Kinesiologie basiert auf dem Phänomen der elektromagnetischen Schwingungen. Mit ihrer Hilfe können wir exakt bestimmen, auf welche Stoffe und Nahrungsmittel ein Mensch allergisch bzw. unverträglich reagiert.
- Die Kinesiologie stellt für uns ein reines Diagnose-Instrument dar, es ist kein Therapieverfahren. Eine Behandlung von Beschwerden über die Kinesiologie kann in unseren Augen keine dauerhafte Heilung bewirken, da die Ursache der Beschwerden damit nicht behoben wird.

Dauerhafte Heilung durch Akupunktur

4

Auch die Akupunktur entstammt der traditionellen chinesischen Medizin. Mit ihrer Hilfe wird blockierte oder überschießende Lebensenergie wieder in einen harmonischen Fluss gebracht. In unserem Therapiezentrum für Ganzheitliche Medizin konzentrieren wir uns auf die Desensibilisierungsakupunktur.

4. Dauerhafte Heilung durch Akupunktur

Die Lebensenergie zum Fließen bringen

Ich habe Ihnen geschildert, dass wir bei meiner Frau mit dem kinesiologischen Testverfahren über die bereits bekannten Allergien hinaus weitere, bisher noch nicht wahrgenommene Allergien sowie verschiedene Nahrungsmittelunverträglichkeiten feststellten. Wie sah vor diesem Hintergrund die Behandlung ihrer Krankheit aus? Hier sind wir an einer weiteren entscheidenden Station unserer Reise angelangt. Wir haben ein Verfahren entwickelt, diese Allergien und Unverträglichkeiten mit Hilfe der Akupunktur zu therapieren.

Auch die Akupunktur entstammt der traditionellen chinesischen Medizin und wurde vor mehr als 2000 Jahren entwickelt. Klassischerweise wird der Patient in der Akupunktur mit Nadeln behandelt, die in unterschiedlicher Tiefe an bestimmten Akupunkturpunkten entlang der Meridiane in die Haut gestochen werden. Auf diese Weise wird blockierte oder überschießende Lebensenergie wieder in einen harmonischen Fluss gebracht.

Man kann mit Hilfe der Akupunktur sowohl akute wie auch chronische Beschwerden therapieren. In der herkömmlichen Akupunktur werden je nach Krankheitsbild Akupunkturpunkte auf denjenigen Meridianen gestochen, die den betroffenen Organen zugeordnet sind. Insbesondere bei der Behandlung von Migräne, Rückenschmerzen oder anderen chronischen Schmerzen hat man auch in der westlichen Welt inzwischen recht gute Erfolge vorzuweisen. Wir konzentrieren uns in unserem Therapiezentrum auf eine spezielle Form der Akupunktur: die Desensibilisierungsakupunktur.

Desensibilisierung, auch Hyposensibilisierung genannt, funktioniert – ob über Spritzen oder über die Akupunktur – im Grunde nach folgendem Prinzip: Wie bereits beschrieben, reagiert das Immunsystem bei Kontakt mit einem Allergen mit einer unangemessen starken Abwehrreaktion. Durch die Desensibilisierung wird der Körper angeregt, wieder zu einem geregelten und »unaufgeregten« Abtransport der Fremdstoffe wie Pollen, Milben etc. zurückzukehren. Im Optimalfall hat das Immunsystem nach Abschluss der Desensibilisierungsbehandlung »gelernt«, die vormals Allergie auslösenden Stoffe wieder richtig »einzuschätzen«, sodass keine allergische Reaktion mehr ausgelöst wird. Der Mensch kommt also mit allen, ihrer Natur nach harmlosen Stoffen wieder problemlos klar.

Der Vorteil der Akupunktur im Vergleich zur Spritzendesensibilisierung besteht zunächst vor allem darin, dass sie kaum Nebenwirkungen aufweist und erheblich weniger Zeit in Anspruch nimmt. Da die Behandlung von Allergien mit Akupunktur mittlerweile schon relativ verbreitet ist, sind auch die Akupunkturpunkte, über die Allergien behandelt werden können, weitgehend bekannt. Dennoch hatten wir in der Entwicklungsphase unserer Therapie zwei wesentliche Probleme zu bewältigen.

Zum einen konzentriert man sich in der herkömmlichen Desensibilisierung lediglich auf die so genannten Leitallergene. Leitallergene sind diejenigen Allergie auslösenden Stoffe, auf die Menschen erfahrungsgemäß am stärksten reagieren. Bei den früh blühenden Bäumen fallen darunter beispielsweise Birken-, Erlen- und Haselpollen. In der schulmedizinischen Allergologie wird davon ausgegangen, dass nach einer Desensibilisierung dieser Leitallergene auch die übrigen Frühblüherpollen, etwa Platanen- oder Eschenpollen, keine Reaktion beim Allergiker mehr auslösen. Sie werden deshalb nicht desensibilisiert.

So einfach wie die Medizin macht der Körper es sich jedoch nicht. Er hat ein gestörtes Immunsystem, das trotzdem unterschwellig auf die nicht desensibilisierten Frühblüher reagiert. Deshalb ist es wichtig, dass tatsächlich *alle* Stoffe, auf die der Mensch allergisch reagiert, therapiert werden.

Für unsere tägliche Arbeit bedeutete dies auch ein »Detektivspiel«, denn es mussten für die Desensibilisierung aller Arten von Allergien Akupunkturpunkte gefunden werden, die eine Regulierung des Immunsystems bewirken.

Das zweite grundlegende Problem unserer Forschungsarbeit bestand in der Behandlung der Nahrungsmittelunverträglichkeiten mit Hilfe der Akupunktur. Auch hier gab es für uns kaum Erfahrungen aus der Praxis anderer Akupunkteure, auf die wir uns stützen konnten. So galt es, durch immer neue und verfeinerte Versuche Akupunkturpunkte zu finden, die bewirken, dass eine bestehende Nahrungsmittelunverträglichkeit beseitigt wird. Denn ebenso wie bei den Allergien müssen auch in diesem Bereich *alle* Unverträglichkeiten behandelt werden. Nur so kann das Immunsystem wieder einwandfrei arbeiten und der Mensch dauerhaft gesund werden.

Konkret erreichen wir diese Desensibilisierung durch spezifische, gezielte Stimulation. Der Patient wird dafür während der Akupunktur mit den Stoffen konfrontiert, auf die er im kinesiologischen Muskeltest unverträglich reagiert hatte. Indem der Körper während der Behandlung die negativen Schwingungen wahrnimmt, »weiß« er gleichzeitig, womit er sich in der

Therapie auseinandersetzen soll. Wäre er im Moment der Akupunktur nicht mit den entsprechenden Substanzen in Kontakt, würde die gleiche Behandlung mit den gleichen Akupunkturpunkten nicht die gewünschte Wirkung erzielen.

Als wir mit sehr viel Nachdenken und Ausprobieren alle Allergien und alle Unverträglichkeiten bei meiner Frau durch Desensibilisierungsakupunktur beseitigt hatten, waren sämtliche Beschwerden und Symptome verschwunden! Hinzu kommt: Dieser Zustand hält bis heute an, sie ist tatsächlich von ihren Allergien geheilt. Wie auch immer diese Beschreibung des Behandlungsprozesses für Sie klingen mag – für uns war das Ergebnis vor nunmehr über zehn Jahren eine kleine Revolution und ein unglaublicher Erfolg. Das schönste Erlebnis war es für mich damals, als meine Frau zu mir sagte: »Jetzt kann ich das erste Mal den Wald riechen.« Endlich konnte sie unbeschwert und mit freien Atemwegen auch im Frühjahr und im Sommer die Natur genießen.

Auch andere Ärzte und Heilpraktiker behandeln Allergien über die Akupunktur und haben damit gewisse Erfolge im Hinblick auf die kurzfristige Beschwerdefreiheit ihrer Patienten. Nun werden Sie sich vielleicht fragen: Wenn es mir doch nach der Desensibilisierung meiner Allergien eigentlich gut geht, warum ist es mit dieser Behandlung dann nicht getan?

Aus dem einfachen Grund, dass die *Ursache* der Erkrankung mit der Desensibilisierung der Allergien noch nicht behoben ist. Und diese Ursache liegt eben in den Nahrungsmittelunverträglichkeiten. Behandelt man diese Unverträglichkeiten nicht, so bleibt die Wurzel der Erkrankung bestehen und bringt neue Triebe hervor.

Mit dem Wissen, das ich heute zum einen über die Möglichkeiten der Akupunktur und zum anderen über die unterschiedlichen Krankheitsbilder habe, mit denen wir uns tagtäglich beschäftigen, möchte ich festhalten: Es gibt unterschiedliche Akupunkturen. Die Akupunktur, so wie ich selbst sie gelernt habe, ist im Grunde auch eine symptomatische Akupunktur. Ähnlich wie in der Schulmedizin diagnostiziere ich: Welche Meridiane sind gestört? Und diese Meridiane kann ich über die Akupunktur so stimulieren, dass die Energie wieder fließt. Weil ich die Ursache für die Störung der Meridiane jedoch nicht beseitigt habe, wird die Wirkung nach einiger Zeit wieder nachlassen, der Energiefluss ist dann erneut gestört, und ich muss wieder akupunktieren. Deshalb gilt es, immer wieder zu hinterfragen: Warum sind gerade diese Meridiane gestört und keine anderen? Wodurch ist diese Störung bedingt?

In vielen Fällen ist zwar mit der Desensibilisierung der Leitallergene sogar eine Allergiequelle dauerhaft besiegt, gleichzeitig brechen aber an anderer Stelle neue Allergien hervor. So leidet vielleicht jemand, der vorher auf Frühblüher reagiert hat, ein oder zwei Jahre später an Gräserpollenallergie. In anderen Fällen hat der Patient nach der Desensibilisierung womöglich überhaupt nicht mehr mit Allergien zu kämpfen, dafür bildet der Körper jedoch andere Symptome aus, beispielsweise eine Neurodermitis oder eine chronische Darmentzündung. Es treten also immer wieder Störungen der Meridiane auf. Erst mit der Desensibilisierung der Nahrungsmittelunverträglichkeiten sind diese Störungen dauerhaft beseitigt.

Die Desensibilisierungsakupunktur in der Praxis

Einige Jahre lang habe ich die schulmedizinische Arbeit als niedergelassener Arzt und unsere Desensibilisierungsakupunktur in meiner Praxis parallel betrieben. Dabei hatte ich jedoch immer stärker das Gefühl, dass beide Bereiche nur schwer miteinander vereinbar sind. Als niedergelassener Arzt ist man verpflichtet, Notdienste zu übernehmen und sich unter Umständen auch im alltäglichen Praxisbetrieb unverzüglich um Notfälle zu kümmern. Die Akupunktur benötigt gleichzeitig ein hohes Maß an Aufmerksamkeit für den einzelnen Patienten. Mitten in der Sitzung wegen eines Notfalls alles stehen und liegen zu lassen, macht eine effektive Therapie im Grunde unmöglich.

Als ich einen meiner Akupunkturdozenten auf dieses Dilemma ansprach, antwortete er mir: »Sie werden sehen, wenn Sie gut akupunktieren können, arbeiten Sie eines Tages nur noch damit. Wenn Sie schlecht akupunktieren können, werden Sie es irgendwann ganz sein lassen.«

Ich stellte fest, dass er Recht hatte. Wir konnten mit der Akupunktur bei chronischen Krankheiten bessere Heilungserfolge erzielen als mit schulmedizinischen Methoden. Deshalb gab ich im Jahr 2000 meine Kassenzulassung zurück und konzentrierte mich vollkommen auf die Akupunktur. Für die Entwicklung meiner Therapie war dies wieder ein wichtiger Schritt, denn von diesem Zeitpunkt an habe ich den Ansatz noch wesentlich verbessert.

Wenngleich ich in meiner Ausbildung das Akupunktieren mit Nadeln gelernt habe, behandeln wir unsere Patienten inzwischen fast ausschließlich mittels Laserakupunktur. Die Laserakupunktur hat im Vergleich zur Nadelakupunktur verschiedene Vorteile. Im System der traditionellen chinesischen Medizin sind chronische Leiden Krankheitsbilder, die »in Leere« sind, während es sich bei akuten Beschwerden um Krankheitsbilder handelt, die »in Fülle« sind. Bei Ersteren geht es darum, mit Hilfe der Akupunktur Energie zuzuführen, während man bei Letzteren durch die Akupunktur Energie ableitet.

In unserer Desensibilisierungsakupunktur arbeiten wir in erster Linie mit der Zuführung von Energie. Dieses Zuführen von Energie ist mit dem Laser viel genauer möglich als mit der Akupunkturnadel. Ich kann durch die

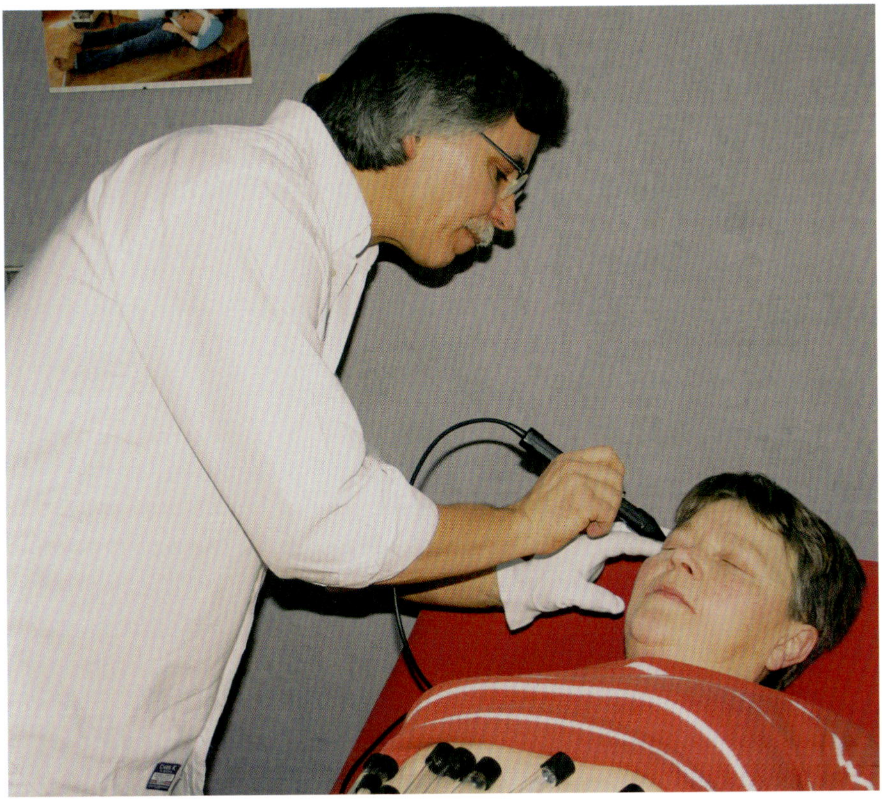

Während der Akupunkturbehandlung ist der Patient mit den Stoffen konfrontiert, auf die er im Test unverträglich reagierte.

Stimulationsdauer und die Ausgangsleistung des Gerätes genau einstellen, wie viel Energie zuführt werden soll.

Darüber hinaus ist die Angst der Patienten vor Nadeln nicht zu unterschätzen. Obwohl die Nadelakupunktur in der Regel nicht sehr schmerzhaft ist, so ist doch manchmal ein unangenehmer Reiz spürbar. Die Laserakupunktur hingegen ist absolut schmerzfrei und gibt im Moment der Stimulation lediglich ein Signalgeräusch ab. Insbesondere bei der Behandlung von Kindern spielt die Schmerzfreiheit eine wichtige Rolle, denn viele von ihnen wären sonst kaum zu mehreren Therapiesitzungen zu bewegen. Bei den Kindern hat mir die Arbeit mit dem piependen Laser den Spitznamen »Doktor Piep« eingebracht – so harmlos wie dieser Name klingt, ist auch die Behandlung!

Im Gegensatz zur Akupunktur mit Nadeln kann die Laserakupunktur bei schwangeren Frauen oder Menschen, bei denen akute Blutungsgefahr besteht, ebenfalls problemlos angewendet werden.

Trotz all dieser Vorteile möchte ich Ihnen die Nebenwirkungen der Akupunktur im Allgemeinen, ob mit der Nadel oder mit dem Laser, nicht verschweigen: Als Arzt weiß ich, dass eine wirkungsvolle Therapie nicht ohne Nebenwirkungen sein kann.

Zum einen fühlen sich viele Patienten nach einer Akupunktursitzung etwas müde und erschöpft. Deshalb ist es sinnvoll, die Akupunkturtermine nicht in einen vollen Terminkalender zu quetschen, sondern auch Zeit zur Regeneration einzuplanen. Sobald die Behandlung abgeschlossen ist, werden auch Müdigkeit und Erschöpfung wieder verschwinden.

Zum anderen kennen wir insbesondere bei Hautkrankheiten im Rahmen der Therapie das Phänomen der Erstverschlimmerung, bevor dann die gewünschte Wirkung eintritt und die Haut wieder abheilt. Deshalb sollten Patienten mit Hauterkrankungen die Nahrungsmittel, auf die sie unverträglich reagieren, während der Behandlungsdauer reduzieren oder vermeiden.

Einige Patienten haben nach der Akupunktur auch mit Blähungen oder Magen-Darm-Problemen zu kämpfen. Diese Vorgänge sind jedoch in keiner Weise gefährlich und regulieren sich von allein, nachdem die Therapie abgeschlossen ist.

Ein unerwünschter Nebeneffekt kann darüber hinaus entstehen, wenn

Laserakupunktur ist absolut schmerzfrei.

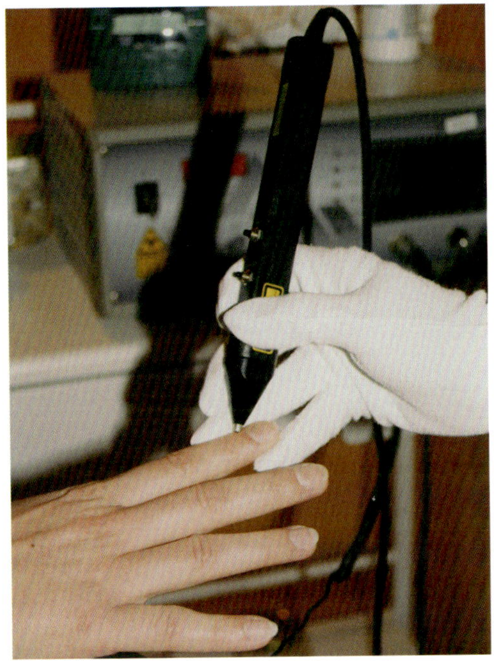

jemand sich parallel in zwei unterschiedliche Akupunkturbehandlungen begibt. Wir haben beispielsweise Patienten, die sich wegen ihrer Rückenschmerzen einer Akupunktur unterziehen und gleichzeitig bei uns die Desensibilisierungsakupunktur durchführen lassen möchten. Diesen Menschen rate ich, die andere Akupunkturbehandlung abzubrechen, denn es ist möglich, dass die Wirkungen beider Behandlungen sich aufgrund einer Überstimulation gegenseitig aufheben. Außerdem gehen wir ohnehin davon aus, dass wir mit unserer Therapie die Ursache der Rückenschmerzen beheben, sodass diese Beschwerden schließlich von allein verschwinden.

Ernsthafte Gefahr kann lediglich bestehen, wenn ich falsche Akupunkturpunkte stimuliere. Jeder Akupunkturpunkt hat im Körper eine Aufgabe und löst entsprechende Reaktionen aus. Unterschätze ich beispielsweise die Wirkung der Stimulation, kann ich unter Umständen mehr Schaden anrichten als Heilung herbeizuführen. Einen solchen Fall habe ich während meiner Akupunkturausbildung einmal erlebt. Normalerweise übt man in der Akupunktur das Stechen der Akupunkturpunkte an sich selbst, bevor man es bei anderen anwendet. In meiner Ausbildungsgruppe ging es an einem Unterrichtstag darum, einen Beruhigungspunkt am Arm zu stechen. Einer meiner Kollegen, der aus dem Nachtdienst kam und ohnehin schon in einem Erschöpfungszustand war, meinte es besonders gut und setzte sich die Nadeln beidseitig. Daraufhin kippte er um und war bewusstlos. Der Dozent reagierte glücklicherweise sofort, zog die Nadeln und reanimierte den Mann, der sonst vermutlich nicht wieder aufgewacht wäre, denn er hatte bei sich selbst ja einen Dauerreiz ausgelöst.

Was ich mit diesem – zugegeben besonders drastischen – Beispiel zum Ausdruck bringen möchte: In der Akupunktur ist es, genauso wie in der Medizin im Allgemeinen, wichtig, sich stets in die Hände gut ausgebildeter und erfahrener Fachleute zu begeben. In unserem Therapiezentrum werden die Therapeutinnen deshalb intensiv geschult und fortgebildet.

Grundsätzlich erfordert die Therapie chronischer Krankheiten mehrere Akupunkturbehandlungen. Die Dauer der Behandlung ist in erster Linie davon abhängig, wie stark das Immunsystem eines Menschen gestört ist. Dabei ist es vollkommen gleichgültig, ob er an Rheuma, Schuppenflechte oder Osteoporose leidet. Deshalb kann ein Krebspatient unter Umständen sogar schneller gesund sein als ein Pollenallergiker – das lässt sich jedoch erst im Verlauf der Therapie erkennen und kann nicht vorhergesagt werden. Aus Erfahrung weiß ich heute: die meisten unserer Patienten sind nach zehn bis zwanzig Behandlungen beschwerdefrei.

Für Menschen, die aus der näheren Umgebung in unser Therapiezentrum kommen, ist die Therapie vom Zeitaufwand her relativ unproblematisch. Mittlerweile behandeln wir jedoch Patienten aus ganz Europa. Für sie ist es deshalb wichtig, die Akupunktur in möglichst kurzen Abständen zu erhalten, damit sie nicht mehrmals anreisen müssen. Medizinisch gesehen, benötigt man zwischen zwei Akupunktursitzungen einige Stunden Pause. Darum sind wir darauf eingerichtet, Menschen, die eine weitere Anreise haben, zweimal am Tag zu behandeln. Auf diese Weise können viele Patienten nach einer Woche geheilt wieder nach Hause fahren.

Ist ein Patient nach dieser Zeit noch nicht vollständig gesund, benötigt er weitere Akupunkturbehandlungen, bis er auf keine Substanz mehr reagiert und seine Beschwerden verschwunden sind. Es ist jedoch nicht zwingend nötig, dass die Therapie lückenlos fortgeführt wird. Auch wenn jemand nach vier Wochen oder nach mehreren Monaten wiederkommt, lässt sich die Behandlung nahtlos wieder aufnehmen, ohne dass aufgrund der Unterbrechung mehr Akupunktursitzungen erforderlich sind.

Vor einigen Jahren hatten wir eine Patientin, die aus Düsseldorf zu uns kam und sich wegen ihrer Pollenallergie behandeln ließ. Aus Erfahrung wussten wir schon damals, dass wir alle Pollen, bis auf Pappelpollen, bereits mit einer einzigen Akupunkturbehandlung desensibilisieren können. Pappelpollen erfordern immer eine zweite Akupunkturanwendung. Wir akupunktierten die Patientin also und baten sie, zu einem weiteren Termin zu kommen, um dann auch noch die Pappelpollen zu desensibilisieren. Nachdem jedoch die Heuschnupfensymptome der Patientin nach der Behandlung verschwunden waren, reiste sie wieder nach Hause ab.

Als ein Jahr später die Pappeln blühten, meldete sie sich bei uns mit der Bitte, nun doch noch die Pappelpollen zu behandeln. Wir therapierten sie dann ein zweites Mal und sofort waren die Symptome wieder verschwunden. Obwohl ein ganzes Jahr Pause zwischen den beiden Behandlungen lag, ist der Körper in der Lage, genau an der Stelle die Regulierung seines Immunsystems wieder aufzunehmen, wo er vorher aufgehört hat!

Wer jedoch zu viel Zeit zwischen den Sitzungen verstreichen lässt, muss sich darüber im Klaren sein, dass er noch nicht gesund ist und weiterhin Beschwerden haben oder entwickeln kann.

- **Die Heilung chronischer Erkrankungen erreichen wir über die Akupunktur.**
- **Die von uns über mehrere Jahre hinweg entwickelte Desensibilisierungsakupunktur konzentriert sich nicht auf die Symptome einer Krankheit, sondern auf ihre Ursachen: Nahrungsmittelunverträglichkeiten und Allergien.**
- **Wir arbeiten inzwischen fast ausschließlich mit Laserakupunktur. Sie bietet im Gegensatz zur Nadelakupunktur verschiedene Vorteile, insbesondere absolute Schmerzfreiheit.**

5 Der ganzheitliche Blick sieht mehr

Wie ging es mit meiner Ursachenforschung und der Entwicklung der Therapie nun weiter, nachdem wir meine Frau mit diesem durchschlagenden Erfolg behandelt hatten? Oberflächlich betrachtet war ich am Ende meiner Reise angekommen.

5. Der ganzheitliche Blick sieht mehr

Einflussfaktor Vererbung: fatal oder veränderbar?

Wie ging es mit meiner Ursachenforschung und der Entwicklung der Therapie nun weiter, nachdem wir meine Frau mit diesem durchschlagenden Erfolg behandelt hatten? Oberflächlich betrachtet war ich selbst jetzt auch am Ende meiner Reise angekommen, schließlich hatte ich das Ziel, die Krankheiten meiner Frau dauerhaft zu heilen, erreicht.

Dennoch blieben trotz der neu gewonnen Erkenntnisse für mich immer noch Fragen offen – und eine bestimmte Frage lag aus meiner Sicht besonders nahe: Warum litt meine Frau überhaupt unter diesen Nahrungsmittelunverträglichkeiten, die sich als Ursache ihrer chronischen Leiden entpuppten? Warum vertrug sie bestimmte Lebensmittel nicht, die andere Menschen offenbar problemlos zu sich nehmen können, ohne davon krank zu werden?

Die Antworten darauf lagen im Grunde direkt vor mir ausgebreitet, und es war lediglich ein geschärfter Blick für medizinische Zusammenhänge nötig, um sie zu erkennen. Denn nicht nur meine Frau hatte bestimmte Allergien, auch ihr Vater ebenso wie alle drei Kinder, die wir in der Zwischenzeit bekommen hatten, zeigten dieselben Symptome. Es war also offenbar eine Erbkomponente im Spiel. Bei genauerer Betrachtung stellte sich heraus, dass in der Familie meiner Frau nicht nur über drei Generationen hinweg alle Familienmitglieder das gleiche Krankheitsbild entwickelt hatten – sie litten darüber hinaus exakt unter denselben Allergien und reagierten auf dieselben Nahrungsmittel unverträglich. Hinzu kam: Auch bei mir selbst war eine Nahrungsmittelunverträglichkeit festzustellen, und diese fanden wir bei unseren Kindern ebenfalls vor.

Weitere Tests in anderen Familien bestätigten schließlich die Vermutung, dass Nahrungsmittelunverträglichkeiten und Allergien grundsätzlich dominant vererbt werden.

Was heißt das genau? Es bedeutet, dass *immer* die Unverträglichkeiten und Allergien *beider* Elternteile an die Kinder weitergegeben werden. Leidet beispielsweise die Mutter unter einer Milchunverträglichkeit und der Vater unter einer Unverträglichkeit gegen Getreide, haben alle Kinder dieser beiden Menschen von Geburt an eine Milch- und eine Getreideunverträglichkeit. Zeugt eines dieser Kinder später wiederum ein Kind mit jemandem, der unverträglich auf Fleisch reagiert, so wird dieses Kind bereits drei Unverträglichkeiten in seinen Erbinformationen vereinen: gegen Milch, gegen Getreide und gegen Fleisch. Hinzu kommt, dass die Kinder außerdem sämtliche Allergien ihrer beiden Elternteile erben. – Wobei man hier berücksichtigen muss: Ohne Nahrungsmittelunverträglichkeit entstünden die Allergien nicht. Die Nahrungsmittelunverträglichkeiten stellen die Ursache eines Krankheitsbildes dar, die Allergien sind Folgeerscheinungen dieser Ursache. Da jedoch Nahrungsmittelunverträglichkeiten und Allergien vererbt werden, können Sie sich vorstellen, wie schnell sie sich über wenige Generationen potenzieren.

Die Problematik, die mit dieser Vervielfachung einhergeht, besteht aber nicht nur darin, dass immer mehr Menschen immer weniger Nahrungsmittel und andere Stoffe vertragen, sondern dass damit auch das Immunsystem des Einzelnen immer stärker belastet ist.

Unsere Großeltern hatten meist noch relativ wenige gesundheitliche Probleme, weil sie womöglich nur ein einziges Nahrungsmittel nicht vertrugen. Während sie häufig erst im hohen Alter erkrankten, treten chronische Leiden heute oft schon im Kindesalter auf. Unsere jüngsten Rheumapatienten sind drei Jahre alt. Andere Kinder kommen bereits mit einer starken Neurodermitis auf die Welt. Wir müssen also davon ausgehen, dass es innerhalb weniger Jahrzehnte keinen Menschen mehr geben wird, der *nicht* an mindestens einer Nahrungsmittelunverträglichkeit und diversen Allergien leidet – sofern man sie nicht behandelt, denn das ist, wie ich bereits beschrieben habe, mit unserem Therapieverfahren durchaus möglich!

Auch die Schulmedizin ist immer neuen wissenschaftlichen Erkenntnissen in Bezug auf Erblichkeit und genetische Dispositionen auf der Spur. Mit meiner Erfahrung kann ich heute sagen: Die Disposition zur Ausbildung eines bestimmten Krankheitsbildes ist *immer* vererbt, und zwar über die vererbten Nahrungsmittelunverträglichkeiten. Eben deshalb gibt es Familien, in denen fast alle Mitglieder unter Allergien oder Schuppenflechte, Rheuma oder Krebs leiden. Ich kenne sogar Fälle, in denen ein Elternteil und alle Kinder einen Bandscheibenvorfall erlitten haben.

Es ist jedoch auch festzuhalten: Wenngleich Kinder *immer* die Nahrungsmittelunverträglichkeiten ihrer Eltern erben, bilden sie *nicht zwangsläufig* dieselben Symptome aus. Genauso wie ich Familien mit hoher Übereinstimmung in Bezug auf die Krankheitsbilder kenne, gibt es viele Familien, in denen jedes einzelne Mitglied individuell unterschiedlich auf die vorhandenen Unverträglichkeiten reagiert. Hier tritt vielleicht bei einer Mutter erst zu einem relativ späten Zeitpunkt ein Symptom auf, beispielsweise Rheuma, aber ihr Kind leidet schon in frühem Alter an einer Neurodermitis.

Im Zusammenhang mit dem Vererbungsaspekt erkläre ich meinen Patienten bzw. den Eltern, die ihre Kinder bei mir in Behandlung geben, auch immer wieder: Die Schulmedizin rät zu einer möglichst langen Stillphase für Babys zur Vorbeugung gegen Allergien. Tatsächlich ist es für die Entwicklung von Allergien jedoch vollkommen unerheblich, ob ein Baby gestillt wird oder nicht. Denn die vererbte Nahrungsmittelunverträglichkeit – und die Allergien, sofern die Eltern bereits unter ihnen leiden – sind mit der Zeugung in den Erbanlagen des Kindes bereits festgelegt. Eine vorbeugende Wirkung des Stillens ist somit ausgeschlossen. Im Gegenteil: Mit der Muttermilch nimmt das Kind automatisch die Nahrungsmittel zu sich, die die Mutter isst – auch diejenigen, die es möglicherweise nicht verträgt. Deshalb kann das Stillen für das Baby unter Umständen sogar belastender sein als das Füttern mit Babynahrung.

Meine Patienten reagieren auf dieses Thema zunächst oft mit einem gewissen Fatalismus: Wenn die Ursachen von Erkrankungen vererbt werden, ist dieser Faktor ja genetisch fixiert und damit unheilbar. In dieser Hinsicht kann ich Sie jedoch beruhigen: Es ist möglich, diese pathologische Erbkomponente über die Akupunktur zu beseitigen – und zwar nicht nur beim einzelnen Menschen, sondern tatsächlich auch in Bezug auf seine Nachkommen!

Wenn beide Elternteile mit meiner Methode vollständig austherapiert sind und anschließend ein Kind zeugen, ist dieses Kind vollkommen gesund. Es reagiert auf keinerlei Stoffe oder Nahrungsmittel allergisch oder unverträglich. Wir haben dieses Phänomen bereits vielfach überprüft. So kommen immer wieder Eltern zu uns, die vorher selbst bei uns in Behandlung waren, und sagen: »Bitte testen Sie unser Kind, dann können wir es sofort behandeln lassen, und es muss später nicht so leiden wie wir.« Diese Kinder waren jedoch, sofern sie gezeugt wurden, nachdem die Eltern therapiert waren, in allen Fällen gesund. Mit einigen dieser Familien sind wir über die Jahre hinweg in Kontakt geblieben. Von ihnen erhalten wir immer wieder die Bestätigung, dass die Kinder keinerlei Allergien oder sonstige Beschwerden ausgebildet haben.

Was aus dieser Erfahrung folgt, ist in gewisser Weise meine persönliche Vision: Könnten wir alle Kinder flächendeckend behandeln, würden diese Kinder eines Tages eine Generation hervorbringen, deren Immunsystem vollkommen intakt ist.

Wenn jedoch, so lautet ein häufig formulierter Einwand, durch die Therapie offenbar die Erbinformationen modifiziert werden, dann geht mit der Behandlung anscheinend eine Genmanipulation einher. In gewissem Sinne stimmt das. Zwar kann man diesen Zusammenhang wissenschaftlich noch nicht nachweisen, weil man nicht weiß, auf welchem Gen die entsprechenden Informationen liegen. Wir können jedoch aus Erfahrung sagen, dass durch die Behandlung eine nachhaltige Anpassung an unsere heutigen Essgewohnheiten erreicht wird.

Ich möchte aber auch ganz deutlich sagen: Wir arbeiten nicht auf der Ebene gezielter medizinischer Genmanipulation, vielmehr wird der Körper durch die Akupunktur angeregt, die eigenen Prozesse im Sinne eines harmonischen Energieflusses selbst zu regulieren.

Eine weitere Frage, die an dieser Stelle oft auftaucht, lautet: Wenn Nahrungsmittelunverträglichkeiten vererbt werden, hat es denn dann jemals eine Generation vollständig gesunder Menschen mit intaktem Immunsystem gegeben? Wie kam überhaupt die erste Nahrungsmittelunverträglichkeit in die Welt?

Zunächst einmal kann ich durch die vielen Tausend Patienten, die ich bislang behandelt habe, sagen: Die vererbten Unverträglichkeiten betreffen immer unsere Grundnahrungsmittel, also Milch, Getreide, Ei, Fleisch und Fisch. Diese Dinge nehmen Menschen schon seit Jahrhunderten, teilweise sogar seit Jahrtausenden zu sich. In der Wissenschaft geht man davon aus, dass solche Nahrungsmittelunverträglichkeiten durch Spontanmutationen entstanden sind und dann entsprechend über die Erbinformationen an die Nachkommen weitergegeben werden.

Im Falle der Kuhmilch und aller Milchprodukte ist es im Grunde genommen sogar umgekehrt. Normalerweise verträgt der Mensch keine Laktose, sodass eine Kuhmilchunverträglichkeit eigentlich der gesunde Zustand ist. Dennoch essen Menschen Milchprodukte. Vermutlich wird auch hier eines Tages eine Mutation stattfinden, die eine Anpassung des Menschen an seine Lebensumstände herbeiführt. Man brauchte jedoch viel Geduld, wollte man darauf warten. Alternativ könnten wir auf sämtliche Kuhmilchprodukte verzichten, was jedoch eine erhebliche Einschränkung der Lebensqualität mit sich brächte.

Ähnlich verhält es sich mit dem Weizenmehl. Weizen, ebenso wie seine Urform Dinkel, ist ein für unseren Speiseplan relativ junges Getreide. Es wird erst seit etwa 150 Jahren in großem Maße kultiviert. Auch hier hat der Mensch sich evolutionär noch nicht vollständig angepasst. Viele Menschen vertragen deshalb auch Roggen erheblich besser als Weizen.

Durch die Desensibilisierungsakupunktur »vermitteln« wir dem Körper, dass Milchprodukte oder Weizenmehl für ihn nicht gefährlich sind. So führen wir schon jetzt eine Anpassung an unsere Essgewohnheiten herbei.

Einflussfaktor Schwermetalle: gesund trotz Giftbelastung?

Meine Erkenntnisse über die dominante Vererbung der Nahrungsmittelunverträglichkeiten hatten mich auf meiner Reise wieder einen wichtigen Schritt weiter gebracht. Ich wusste nun, auf welche Weise Nahrungsmittelunverträglichkeiten und Allergien von Generation zu Generation weitergegeben werden. Aber wie bereits erwähnt, gab es immer wieder Fälle, in denen dieselben Unverträglichkeitskombinationen zu vollkommen unterschiedlichen Krankheitsbildern führten. In anderen Fällen reagierten einzelne Familienmitglieder im kinesiologischen Test zwar auf bestimmte Nahrungsmittel unverträglich, sie hatten aber bisher überhaupt keine Symptome ausgebildet. Wie konnte das sein? Offenbar gibt es noch weitere Faktoren, die bei der Entwicklung von Beschwerden und bestimmten Krankheitsbildern eine wesentliche Rolle spielen.

Im Zuge der Behandlung zahlreicher Patienten mit der Desensibilisierungsakupunktur erkannte ich schließlich, dass Schwermetallbelastungen ebenfalls einen großen Einfluss auf die Entstehung chronischer Krankheiten haben.

Schwermetalle wie Blei, Cadmium, Zink, Quecksilber, Kupfer, Silber, Chrom oder Nickel sind für den menschlichen Körper grundsätzlich giftig. Sie können vom Körper nicht abgebaut werden und lagern sich in Lunge, Leber, Milz und Gehirn ein. Der häufigste Fall, mit dem wir in unserer täglichen Praxis zu tun haben, sind Schwermetallbelastungen durch Dentalamalgame. Das in den Zähnen als Füllung befindliche Amalgam setzt sich im Wesentlichen aus Quecksilber, Silber, Kupfer und Zink zusammen. Es setzt fortlaufend Quecksilber und weitere Schwermetalle in geringen Mengen frei, die anschließend im Körper oxidieren. Insbesondere in Kombination mit ganz bestimmten Nahrungsmittelunverträglichkeiten können diese Schwermetallreaktionen schwere chronische Erkrankungen auslösen.

Aber nicht nur Menschen, die Amalgamfüllungen in den Zähnen haben, sind von Schwermetallbelastungen betroffen. Zum einen geben schwermetallbelastete Mütter diese Belastung in der Schwangerschaft und in der Stillzeit an die Kinder weiter. Zum anderen befinden sich auch in Kosmetika, Waschmitteln, Färbemitteln von Kleidung, in Fisch und sogar in Mineralwasser häufig Schwermetalle in bedenklichen Mengen, die über den Magen, die Lunge oder die Haut vom Körper aufgenommen werden.

Die toxische Wirkung dieser Schwermetalle ist keinesfalls zu unterschätzen. Durch eine Schwermetallbelastung kann jeder Nerv im Körper entzündet werden – ein Aspekt, der bei allen Autoimmunkrankheiten wie etwa Schuppenflechte, Rheuma, chronische Darmentzündung und einigen weiteren eine wesentliche Rolle spielt.

Zu Beginn meines Berichtes hatte ich Ihnen beschrieben, wie ich selbst als junger Mann mit einem unerklärlichen sportlichen Leistungstief zu kämpfen hatte. Im Nachhinein wurde mir bewusst, dass ich genau in dieser Zeit eine aufwändige Zahnbehandlung aufgrund einer Wurzelentzündung durchlief. Der Zahn hatte eine schwermetallhaltige Füllung. Offenbar reagierte das Metall in meinem Mund so stark, dass nicht nur die Wurzelentzündung dadurch hervorgerufen, sondern auch mein Immunsystem erheblich geschwächt und meine allgemeine Leistungsfähigkeit eingeschränkt wurde.

Die Nervenbahnen, die eben von Schwermetallbelastungen besonders stark betroffen sind, versorgen aber auch die Hormon produzierenden Organe, sodass die Schilddrüse, die Eierstöcke und Brustdrüsen der Frau sowie die Prostata beim Mann in Mitleidenschaft gezogen werden können.

Ich möchte Ihnen dies an einem tragischen Fall verdeutlichen. Als ich noch als niedergelassener Allgemeinmediziner tätig war und mit meiner Therapie ganz am Anfang stand, hatte ich eine Patientin, die wiederholt mit Magen-Darm-Problemen und Infekten zu mir kam. Immer wieder verschrieb ich ihr andere Präparate, aber nach wenigen Wochen stand sie erneut in der Praxis und klagte über Beschwerden. Eines Tages kam sie und teilte mir freudig mit, sie sei schwanger. Alles war zunächst in Ordnung und sie freute sich sehr auf das Baby. Doch dann hatte sie im siebten Schwangerschaftsmonat eine Fehlgeburt. Sie war traurig und depressiv, aber nach einiger Zeit wurde sie noch einmal schwanger. Alle hofften, dass es diesmal gut ging, doch dann kam die Fehlgeburt im achten Monat. Inzwischen war ich auf dem Weg zu meiner Therapie und bat sie, sich einem kinesiologischen Test zu unterziehen. Dabei stellte sich heraus, dass sie eine Nahrungsmittelunverträglichkeit und den ganzen Mund voller Amalgam hatte.

Heute bin ich sicher, dass diese extreme Schwermetallbelastung in Kombination mit ihrer Unverträglichkeit der Grund für ihr chronisches Magen-Darm-Leiden ebenso wie für ihre Fehlgeburten war. Nicht umsonst wird inzwischen bei Frauen im gebährfähigen Alter kein Amalgam mehr bei Zahnbehandlungen verwendet. Ich weiß mittlerweile auch, wie ich Frauen in dieser Situation helfen kann. Diese Patientin war jedoch psychisch so angeschlagen von ihren schrecklichen Erlebnissen, dass ihr eigenes Krankheitsbild sie überhaupt nicht mehr interessierte und sie sich keiner Behandlung unterzog.

Vor dem Hintergrund meines heutigen Wissens sind die Fehlgeburten dieser Frau keineswegs erstaunlich. Allenfalls ist es bemerkenswert, dass sie mit ihrer Schwermetallbelastung überhaupt schwanger wurde. In den folgenden Jahren habe ich häufig die Erfahrung gemacht, dass Patientinnen mit der Kombination aus extremer Schwermetallbelastung und Nahrungsmittelunverträglichkeiten jahrelang vergeblich versucht hatten, ein Kind zu bekommen. Erst nach Beendigung der Therapie trat die Schwangerschaft dann tatsächlich ein, und die Frauen brachten gesunde Babys zur Welt.

Beim Mann können Nahrungsmittelunverträglichkeiten und Schwermetallbelastungen übrigens ebenfalls zu Sterilität führen. Auch hier können wir mit unserer Therapie helfen.

In einem anderen Fall kam ein Kind zu uns in die Behandlung, das an einem Mangel an Blutplättchen litt. Die Blutplättchen sind für die Blutgerinnung zuständig, ihre Produktion wird ebenfalls über Hormone gesteuert. Normalerweise hat der Mensch zwischen 150 000 und 300 000 Blutplättchen pro Maßeinheit. Bei weniger als 30 000 Blutplättchen beginnt die akute Blutungsgefahr, das heißt, es gibt keine Blutstillung, wenn man sich stößt oder verletzt. Solche Menschen leiden unter häufigem Nasenbluten, Zahnfleischbluten und blauen Flecken.

Das Kind, das bei uns in Behandlung war, hatte zu Beginn der Therapie noch 15 000 Blutplättchen pro Maßeinheit. Es litt nicht nur unter den oben genannten Symptomen, sondern auch unter Energielosigkeit und unter der ständigen Angst, wegen einer im Prinzip harmlosen Verletzung womöglich zu verbluten.

An der Hochschule, wo das Kind bis dahin untersucht worden war, kontrollierte man zwar regelmäßig die Blutwerte, kannte jedoch keine geeignete Behandlungsmethode für dieses Problem. Nachdem wir die Nahrungsmittelunverträglichkeiten dieses Kindes desensibilisiert und – ebenfalls mit Hilfe der Akupunktur – die Schwermetalle aus dem Körper ausgeschwemmt hatten, funktionierte die Blutbildung wieder einwandfrei, und das Kind hatte innerhalb kürzester Zeit normale Werte.

Neben den beschriebenen Beschwerden, die aufgrund von Schwermetallbelastungen entstehen können, gilt außerdem: Ist erst einmal eine hohe Belastungsstufe erreicht, sind gleichsam Tür und Tor für weitere Metallallergien geöffnet. Aus diesem Grund vertragen sehr viele Menschen kein Nickel, kein Silber, kein Zink oder womöglich überhaupt kein Metall am Körper.

In den ersten Jahren unserer therapeutischen Arbeit haben wir den Patienten deshalb stets geraten, Metalle, die sie nicht vertragen, grundsätzlich zu meiden und das Amalgam aus den Zähnen entfernen zu lassen. Das war leider häufig mit großem zeitlichen und finanziellen Aufwand verbunden, denn gerade bei Zahnamalgamen ist es mit dem Herausbohren und Erneuern der Füllungen nicht getan. Die freigesetzten Schwermetalle müssen aus dem Körper ausgeschwemmt werden, damit sie sich nicht wieder im Körper festsetzen und später schubweise reagieren.

Auch das Meiden von Schwermetallen im Alltag gestaltet sich schwierig, denn mittlerweile gibt es beispielsweise kein Waschmittel mehr auf dem Markt, das frei von diesen Substanzen ist. Nicht zuletzt aus diesem Grund haben wir uns jahrelang darum bemüht, eine Lösung für dieses Problem zu finden.

Ich greife in meiner Geschichte ein wenig vor, wenn ich Ihnen berichte, dass wir im Jahr 2005 dann tatsächlich eine Möglichkeit gefunden haben, Metallunverträglichkeiten über die Akupunktur so zu therapieren, dass sie eine Neutralisierung erfahren und dem Patienten keine Probleme mehr bereiten. Für uns war das ein weiterer entscheidender Durchbruch, der die Therapie in meinen Augen komplettiert hat, sodass wir jedem Menschen mit einer chronischen Erkrankung dauerhaft helfen können.

- Nahrungsmittelunverträglichkeiten, die die Hauptursache chronischer Krankheiten darstellen, werden dominant vererbt.
- Mit der Desensibilisierungsakupunktur können wir diese pathologische Erbkomponente beseitigen, sodass sie in der nächsten Generation nicht mehr auftritt, sofern beide Eltern austherapiert wurden.
- Ein weiterer wichtiger Faktor für die Entstehung chronischer Krankheiten sind Schwermetallbelastungen. Wir sind inzwischen in der Lage, Unverträglichkeiten auf Schwermetalle mit Hilfe der Akupunktur zu neutralisieren.

Aufschlüsselung von Krankheitsbildern: Eine Entdeckungstour

6

Bei unserer alltäglichen Arbeit mit Allergikern und Neurodermitis-Patienten bekamen wir eines Tages einen neuen Hinweis, der sich als Schlüssel für die Weiterentwicklung der Therapie erweisen sollte. Mit Hilfe meiner Patienten erkannte ich, wie ich mit meinem Ansatz auch Menschen mit anderen chronischen Krankheiten helfen kann.

6. Aufschlüsselung von Krankheitsbildern: Eine Entdeckungstour

Von A wie allergisch bis Z wie zuckerkrank

Aus den vorangegangenen Ausführungen haben Sie erfahren, wie ich mir durch meine Ursachenforschung und die Entwicklung einer geeigneten Behandlungsmethode das Rüstzeug für die Heilung von Patienten mit Allergien und Asthma erworben habe. Natürlich beschränkte ich mich dabei nicht nur auf meine Familie, sondern ich begann, auch andere Patienten, die mit allergischen Symptomen in meine Praxis kamen, auf diese Weise zu therapieren.

So bekamen wir bei unserer alltäglichen Arbeit eines Tages einen neuen Hinweis, der sich als Schlüssel für die Weiterentwicklung der Therapie erweisen sollte. Einer meiner Patienten, der wegen seiner Pollenallergie zur Akupunktur in meine Praxis kam, war insulinpflichtiger Diabetiker. Nach einigen Sitzungen sagte er zu mir: »Was meine Pollenallergie angeht, habe ich jetzt kaum noch Beschwerden. Könnte es sein, dass Ihre Therapie auch Auswirkungen auf den Diabetes hat? Seit ich bei Ihnen in Behandlung bin, sind meine Zuckerwerte immer besser geworden, sodass ich viel weniger Insulin brauche.«

Ich hatte zu diesem Zeitpunkt noch nicht darüber nachgedacht, dass es hier einen Zusammenhang geben könnte. Ich wurde hellhörig und sah mir die Entwicklung bei diesem Patienten genauer an. Am Ende der Therapie musste er überhaupt kein Insulin mehr spritzen und brauchte nicht einmal mehr Medikamente zu nehmen. Mit reiner Diät waren seine Blutwerte vollkommen in Ordnung.

Aufgrund dieses Falles sprach ich alle Diabetiker an, die ich in meiner Praxiskartei hatte, und führte auch mit ihnen kinesiologische Tests durch. Tatsächlich stellte sich heraus, dass alle Diabetes-Patienten auf bestimmte Nahrungsmittel unverträglich reagierten. Bei allen Diabetikern, die ich anschließend mit der Akupunktur behandelt habe, verbesserten sich im Verlauf der Therapie die Zuckerwerte. Offenbar lag also auch bei ihnen die Ursache ihrer Erkrankung in der Nahrungsmittelunverträglichkeit.

Diese überraschende positive Erfahrung eröffnete für mich ganz neue Horizonte. Konnte es sein, dass mit meiner Therapiemethode auch für die Heilung vieler weiterer Krankheiten Hoffnung bestand? Was konnte ich auf diese Weise zum Beispiel für Patienten mit Bluthochdruck, mit Rheuma, mit Migräne tun?

Ich war fortan in höchstem Maße dafür sensibilisiert, in Bezug auf andere Krankheitsbilder wichtige Zusammenhänge zu erkennen. So begann ich einerseits, die Begleiterkrankungen zu beobachten, unter denen die behandelten Patienten neben ihren Pollenallergien oder ihrem Asthma litten. Andererseits wagte ich mich daran, auch andere Erkrankungen nach demselben Prinzip zu behandeln – und zwar mit unerwartet großem Erfolg!

Mir wurde bewusst, dass man das Krankheitsbild eines Menschen erst dann vollständig versteht, wenn man die vielen verschiedenen Faktoren, die dabei eine Rolle spielen, miteinander in Verbindung bringt. Nur so erschließt sich die komplexe Bedeutung der Begriffe »Gesundheit« und »Krankheit«. In diesem Sinne möchte ich heute behaupten, dass es eigentlich nur eine einzige Diagnose für sämtliche chronischen Krankheiten gibt – und sie lautet: Störung des Immunsystems. Darauf lässt sich, einmal abgesehen von Mangelernährung oder Beeinträchtigungen durch Unfälle oder Ähnliches, alles reduzieren.

So können wir heute fast alle chronischen Krankheiten hinsichtlich ihrer Ursachen, also den einzelnen Nahrungsmittelunverträglichkeiten, zum Teil in Verbindung mit den beschriebenen Schwermetallbelastungen, aufschlüsseln! Ich möchte Ihnen dies anhand von verschiedenen Krankheitsbildern ausführlicher darstellen, bei denen die Schulmedizin bis heute an ihre Grenzen stößt.

ADHS – »Hyperaktive« Kinder, verzweifelte Eltern

ADHS, auch ADS genannt, ist die Abkürzung für »Aufmerksamkeitsdefizit-(Hyperaktivitäts)syndrom«. Zu den Symptomen von ADHS gehören Unkonzentriertheit, innere Unruhe, Vergesslichkeit, unkontrollierte emotionale Ausbrüche, bei einigen Patienten übermäßiger Bewegungsdrang, bei anderen wiederum ein extremer Hang zum Tagträumen. ADHS wird seit einigen Jahren vor allem bei Kindern und Jugendlichen diagnostiziert, betrifft jedoch auch Erwachsene, zumal die Krankheit nach schulmedizinischen Kriterien als unheilbar gilt.

Häufig wird ADHS als psychische Krankheit eingestuft, deren Ursache in einer Stoffwechselstörung des Gehirns verortet wird. Die Problematik, die damit einhergeht, ist soziale Stigmatisierung, mangelndes Selbstbewusstsein der Betroffenen und eine extrem hohe psychische Belastung der Eltern. Ich weiß, wie sehr Eltern und Kinder unter dem Stempel »psychisch krank« leiden, deshalb spreche ich im Zusammenhang mit ADHS lieber von einem »ungewollten inneren Unruhezustand«.

In unser Therapiezentrum kommen sehr viele Eltern mit Kindern, bei denen ADHS diagnostiziert wurde. Sie haben wegen der Krankheit des Kindes häufig bereits eine ganze Reihe von medizinischen Stationen hinter sich. Während sie zunächst noch glauben, ihr Kind sei einfach extrem lebhaft und energiegeladen, treten meist im Kindergarten die ersten Probleme auf. Dort werden die Kinder auffällig, weil sie bei Gruppenaktivitäten »stören« und die Erzieherinnen mit ihnen nicht klarkommen. In der Schule haben sie Konzentrationsschwierigkeiten, können oft nicht stillsitzen und nehmen nicht am Unterricht teil. Spätestens zu diesem Zeitpunkt wird den Eltern meist geraten, mit ihren Kindern den sozialpsychiatrischen Dienst aufzusuchen. In dem Moment begreifen die meisten: Unser Kind ist krank.

Ist die Diagnose ADHS erst einmal gestellt, so lässt die Verabreichung von Beruhigungsmitteln und Psychopharmaka nicht lange auf sich warten. Ein häufig verschriebenes ADHS-Medikament ist Ritalin®. Dieses Präparat fällt unter das Betäubungsmittelgesetz, hat erhebliche Nebenwirkungen und ruft bei längerer Einnahme eine Abhängigkeit hervor. Zwar ist der Patient damit sofort ruhiger und kontrollierter – eine solche Therapie kann insbesondere für Kinder jedoch keinesfalls eine Dauerlösung sein.

Wir haben in unserer Praxis festgestellt, dass die Ursache für eine ADHS-Erkrankung in einer Stoffwechselstörung liegt, die durch eine Nahrungsmittelunverträglichkeit bedingt ist. Bei einigen Patienten ist die Erkrankung allein auf das unverträgliche Nahrungsmittel zurückzuführen, bei anderen spielt wiederum eine Schwermetallbelastung durch Amalgam eine zusätzliche Rolle. Selbst wenn die meisten Kinder heute selbst gar keine Amalgam-Zahnfüllungen mehr haben, kann die Belastung, die durch die Mutter während der Schwangerschaft und der Stillzeit auf das Kind übertragen wird, extrem hoch sein und unangenehme Spätfolgen zeitigen. Stellt man die Ernährung dieser Patienten um, indem man das unverträgliche Nahrungsmittel weglässt, bessert sich in kürzester Zeit ihr Zustand.

Wir haben mit ADHS-kranken Kindern in der Vergangenheit Provokationstests durchgeführt, um unsere Vermutungen zu überprüfen. Nachdem die Betroffenen über einen längeren Zeitraum die vorgeschriebene Diät eingehalten hatten, nahmen sie unter unserer Aufsicht das unverträgliche Nahrungsmittel zu sich. Bereits nach einer halben Stunde kehrten die bekannten Symptome wieder und die Kinder erschienen wie ausgewechselt.

Durch unsere Desensibilisierungsakupunktur können wir diesen Patienten die Ursache für ihre Krankheit nehmen. Sie haben so die Chance, sich sozial wieder vollkommen einzugliedern, am Unterricht teilzunehmen und Freundschaften aufzubauen. Ich kann inzwischen sagen: Heute muss es kein Kind mit ADHS mehr geben.

Parallel zu unserer Therapie versuchen wir bei Kindern mit ADHS den Genesungsprozess auch auf sozialer und psychischer Ebene zu unterstützen. So regen wir die Kinder zu Aktivitäten an, die zur Entwicklung ihres Selbstbewusstseins beitragen, zum Beispiel in Malkursen oder in Sportcamps. Gleichzeitig werden dadurch Freiräume für die Eltern geschaffen, die häufig vollkommen erschöpft und mit den Nerven am Ende sind. Auf diese Weise kann auch innerhalb der Familie wieder Normalität und Harmonie einkehren.

Neurodermitis – Entgiftung über die Haut

Ähnlich wie beim ADHS entstehen auch bei der Neurodermitis familiäre Probleme häufig als Begleiterscheinung. Neurodermitis tritt oft schon im Säuglingsalter auf, was dazu führt, dass die Kinder sehr viel weinen, wenig schlafen und ihre Eltern rund um die Uhr beschäftigen. In den Augen der Schulmedizin ist Neurodermitis unheilbar – ein Urteil, das viele Eltern verzweifeln lässt.

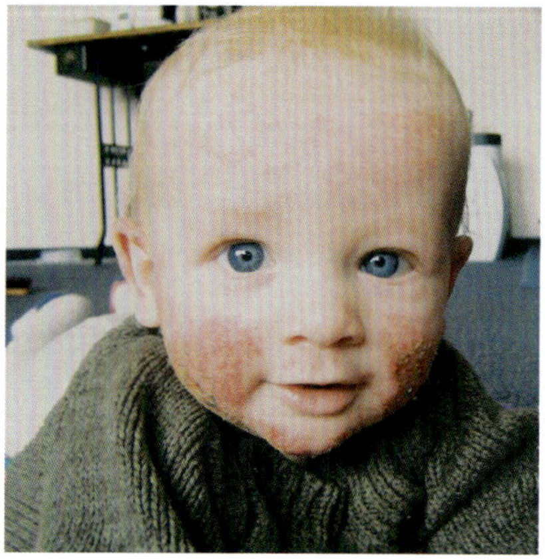

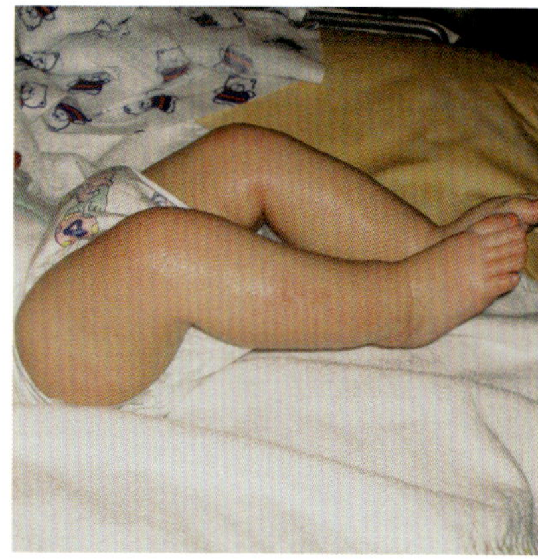

Der kleine Tim litt vor der Therapie unter Neurodermitis, die sich am ganzen Körper zeigte.

Ich war von der positiven Wirkung meiner Therapie auf die Neurodermitis schon zu einem relativ frühen Zeitpunkt überzeugt und hatte bereits bei mehreren Patienten Heilungserfolge erzielt. Die Haut gehört beim Menschen zu den Entgiftungsorganen – wenn sie extrem reagiert, liegt es nahe, dass der Körper offenbar mit Stoffen konfrontiert wird, die er nicht verträgt.

Von einem Patienten wurde die Therapie eines Tages auf eine extreme Bewährungsprobe gestellt. Dieser Patient war bei seinem ersten Besuch in meiner Praxis drei Monate alt und hatte die schlimmste Neurodermitis, die ich je gesehen habe. Begleitet wurde er von einer verzweifelten Mutter, die mich anflehte, ihrem Kind zu helfen. »Wir haben schon alles mögliche ausprobiert«, berichtete sie, »aber das Kind schreit Tag und Nacht, wir kommen überhaupt nicht mehr zur Ruhe.«

Bei der ersten Untersuchung stellte ich fest, dass es eigentlich keine gesunde Hautstelle am Körper des kleinen Jungen gab. Über die Kinesiologie fanden wir heraus, dass das Baby auf Kuhmilch unverträglich reagierte. Da

Nach der Behandlung ist die Haut des Kindes vollkommen abgeheilt.

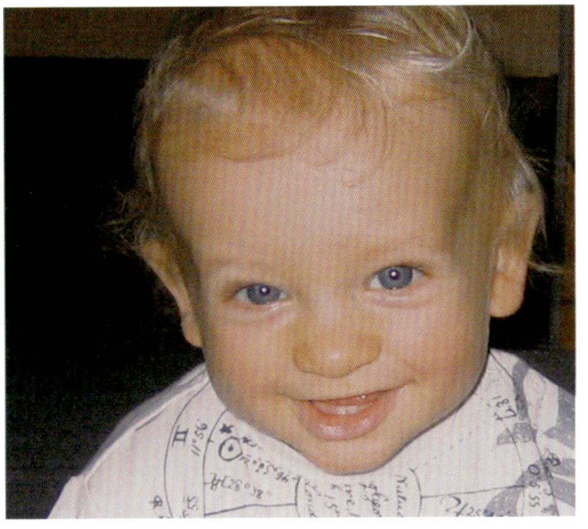

die Mutter noch stillte, verzichtete sie fortan auf alle Milchprodukte, um dem Kind diese Belastung zu nehmen. Daneben begannen wir mit den Akupunkturbehandlungen.

Kurze Zeit später trat – wie es bei der Therapie von Hautkrankheiten häufig der Fall ist – eine Erstverschlimmerung ein. Während die Mutter des Kindes mir vertraute, hatte der Vater große Zweifel daran, dass dem Jungen auf diese Weise geholfen werden konnte. Es kam zu heftigen Diskussionen in meiner Praxis, in denen der Vater des Kindes mich sogar der »Kinderquälerei« bezichtigte. Ich ließ jedoch nicht locker und konnte ihn am Ende überzeugen, die Therapie fortzusetzen.

Als die Milchunverträglichkeit dann fast vollständig behandelt war, begann auch die Haut schlagartig abzuheilen. Endlich ging es dem Baby besser. Doch noch bevor die Therapie ganz abgeschlossen war, wurde die Haut wieder schlechter. Ich dachte lange darüber nach, wie das sein konnte. Dann endlich kam ich auf die Lösung: Es war Sommer, die Mutter des Kindes litt zu dieser Zeit unter Heuschnupfen. Natürlich hatte das Baby neben der Milchunverträglichkeit auch die Pollenallergie von der Mutter geerbt – nur zeigte sie sich nicht durch Augenjucken oder Fließschnupfen, sondern durch Hautreaktionen. Nachdem wir die Pollen und die Milch vollständig desensibilisiert hatten, wurde der Junge gesund – und ist es bis heute geblieben. Noch immer kommt er uns von Zeit zu Zeit besuchen.

»Ich gebe zu, ich habe nicht an Ihre Methode geglaubt«, gestand mir der Vater am Ende der Behandlung.

Das ist auch gar nicht nötig. Ob man daran glaubt oder nicht – die Therapie wirkt unabhängig von der mentalen Einstellung des Patienten. Man muss sie lediglich durchführen lassen.

- **Über die Begleiterkrankungen von Patienten, die wir wegen ihrer Allergien behandelten, stellten wir fest, dass unsere Therapie auch bei anderen chronischen Leiden erfolgreich angewendet werden kann.**
- **Auf diese Weise formierte sich die Erkenntnis, dass ein gestörtes Immunsystem die Grundlage jedes chronischen Krankheitsbildes darstellt, verursacht durch vererbte Nahrungsmittelunverträglichkeiten und Allergien.**
- **Inzwischen behandeln wir mit unserer Methode fast alle chronischen Erkrankungen, zum Beispiel Neurodermitis, ADHS, Rheuma, Multiple Sklerose, Diabetes und unzählige weitere.**

Krebs heilen: Ausgangspunkt und Ziel meiner persönlichen Reise

7

Wer sich für den Arztberuf entscheidet, wird im Verlauf seiner Tätigkeit über kurz oder lang auch mit Patienten zu tun haben, die an lebensbedrohlichen und zum Teil als unheilbar eingestuften Erkrankungen leiden. Dazu gehört bei uns in Europa in allererster Linie der Krebs.

7. Krebs heilen: Ausgangspunkt und Ziel meiner persönlichen Reise

Erfahrungen auf umkämpftem Terrain

Wer sich so wie ich für den Arztberuf entscheidet, wird im Verlauf seiner Tätigkeit über kurz oder lang auch mit Patienten zu tun haben, die an lebensbedrohlichen und zum Teil als unheilbar eingestuften Erkrankungen leiden. Zu diesen schlimmsten Krankheiten gehört bei uns in Europa in allererster Linie der Krebs. Neben Herz-Kreislauf-Erkrankungen stellt er in Deutschland die häufigste Todesursache von Menschen dar. Zurzeit erkranken jährlich mehr als 400 000 Menschen in Deutschland erstmals an Krebs, über 200 000 Patienten sterben jedes Jahr daran.

Gerade weil die Schulmedizin hier vor einer Aufgabe steht, die bisher nicht annähernd zufrieden stellend gelöst werden konnte, finden anhand dieses Themas die »Territorialkämpfe« zwischen Schulmedizin und Naturheilkunde ihren erbitterten Höhepunkt.

Für mich persönlich ist dieses medizinische Gebiet in gewisser Weise sowohl der Ausgangspunkt wie auch das endgültige Ziel meiner Reise. Die Leukämieerkrankung meines Vaters und sein früher Tod waren für mich die treibende Kraft, Medizin zu studieren. Durch diese Erfahrung hatte ich mich ursprünglich überhaupt auf den Weg gemacht. Nachdem wir mit meiner Therapie meiner Frau und so vielen anderen Menschen helfen konnten, reifte in mir eine Idee heran, die ich vorher nicht zu formulieren gewagt hätte: Es ist im Grunde sämtliches Handwerkszeug vorhanden, um auch Menschen mit Leukämie oder mit anderen Krebserkrankungen dauerhaft zu helfen.

Dieser letzte Streckenabschnitt war für mich einer der wichtigsten, aber auch der ungemütlichste, weil umstrittenste meines persönlichen Weges. Seit ich mit der Entwicklung meiner Therapiemethode begonnen habe, hatte ich immer mit dem Widerstand meiner Kollegen zu kämpfen. Durch meine zahlreichen anhaltenden Heilungserfolge begannen die Fronten zumindest im Hinblick auf einige Krankheitsbilder in den letzten Jahren zu bröckeln. Wer heilt, hat Recht, lautet heute die Devise.

Inzwischen kommt es immer häufiger vor, dass andere Ärzte einzelne Patienten an mich verweisen, wenn sie mit ihrem Latein am Ende sind. Dass ich jedoch behaupte, auch Krebsleiden zum Stillstand zu bringen oder gar ihr Ausbrechen verhindern zu können, geht in den Augen der Schulmedizin nun eindeutig zu weit. Die Reaktionen der Kollegen reichen von Ignoranz über das Belächeln meines Ansatzes bis hin zu Beschimpfungen und Beleidigungen. Dennoch bin ich vom Potenzial meiner Methode auch für die Heilung von Krebsleiden fest überzeugt – und meine Erfahrungen mit Krebspatienten geben mir jeden Tag aufs Neue die Bestätigung dafür.

Der Zusammenhang zwischen einem gestörten Immunsystem und der Entstehung einer Erkrankung, den ich bei meiner Therapie stets im Fokus habe, ist beim Krebs besonders deutlich sichtbar. Wir Menschen bilden jeden Tag Krebszellen aus, die von unserer Immunabwehr abgetötet werden, denn unser Immunsystem muss permanent arbeiten, um korrekt zu funktionieren. Ist es jedoch stark geschwächt, kann es seine täglichen Aufgaben nicht mehr bewältigen und ist nicht in der Lage, Krebszellen in adäquater Weise abzutöten. Der Krebs kann dann wachsen und sich im Körper ausbreiten.

Die Schulmedizin reagiert auf diese Entwicklung meist mit der Anwendung von Chemotherapie. Eine Chemotherapie zielt zwar darauf ab, die krankmachenden Zellen abzutöten, sie kann jedoch nicht zwischen Krebszellen und anderen Zellen unterscheiden, sodass im selben Zuge auch sehr viele gesunde Zellen vernichtet werden. Das Immunsystem wird dadurch noch weiter geschwächt als es ohnehin bereits ist. Nebenwirkungen wie Lungenentzündungen, weitere Infektionen, Durchfall etc. sind die Folgen, die in vielen Fällen sogar zum vorzeitigen Tod des Patienten führen. Hat ein Patient die chemotherapeutische Behandlung trotz der starken Nebenwirkungen überlebt und das Krebsleiden für den Moment überwunden, sitzt er auf einer Art »Zeitbombe«. Häufig entwickelt sich nämlich nach einiger Zeit ein Rezidiv, das heißt, es bilden sich erneut Krebstumoren oder Metastasen.

Im Grunde ist das auch nicht erstaunlich, denn mit der operativen Entfernung von Tumoren und dem chemotherapeutischen Abtöten der Krebszellen ist ja die Ursache der Krankheit nicht beseitigt.

Meine Therapie ist im Gegensatz zur Chemotherapie darauf angelegt, das Immunsystem des Patienten zu stärken und ihm dazu zu verhelfen, wieder von allein einwandfrei zu arbeiten. Genau wie bei der Heilung anderer Krankheiten erreiche ich das, indem ich die Ursache für die Störung des Immunsystems beseitige – und diese Ursache liegt eben auch hier in einer vererbten Nahrungsmittelunverträglichkeit.

Im Normalfall gehe ich davon aus, dass meine Therapie bei einem Menschen mit einem Krebstumor oder mit Metastasen das Immunsystem so weit stärkt, dass es in der Lage ist, den Tumor bzw. die Metastasen abzukapseln und den Krebs an der weiteren Ausbreitung zu hindern. Die Krebszellbildung wird durch die Regulierung des Immunsystems wieder unter Kontrolle gebracht.

Was ich hingegen von der Therapie nicht erwarte, ist die Rückbildung anatomischer Tatsachen. Der abgekapselte Tumor ist also auch nach der Behandlung noch vorhanden, richtet aber im Körper keinen weiteren Schaden an. Damit habe ich einen Stillstand der Krebserkrankung erreicht – und dieser Erfolg ist mehr als die Schulmedizin in den allermeisten Fällen von Krebstherapie vorweisen kann.

Bei einem Patienten haben wir sogar die vollständige Auflösung der Krebsabsiedelungen erlebt. Der betroffene Mann hatte sieben Lungenmetastasen und ließ sich bei uns ursächlich behandeln. Kurze Zeit später unterzog er sich einer Kernspintomografie, bei der überhaupt keine Metastasen mehr zu sehen waren!

Diese Erfahrung hat mir wieder einmal gezeigt, zu welcher Leistung ein intaktes Immunsystem im Prinzip fähig ist. Gleichzeitig verdeutlichen solche Behandlungsverläufe aber auch immer wieder die Scheuklappenmentalität, die in der Schulmedizin und in der medizinischen Forschung vorherrscht. Denn wenngleich meine Therapie solche Erfolge hervorbringt, wird dieser Ansatz meist als unwissenschaftlicher Unsinn abgetan.

Wenn statt der Gesundheit die Krankheit im Mittelpunkt steht

Wenn es um nachhaltige Methoden zur Heilung von Krankheiten und damit um Einsparungen von Geldern geht, spielen natürlich auch Legitimationskämpfe und Verpflichtungen vonseiten der schulmedizinischen Forschung und der Krankenkassen gegenüber der Pharmaindustrie eine Rolle. Besonders deutlich konnte ich diese Problematik vor einiger Zeit am Beispiel eines leukämiekranken Mädchens verfolgen, das an einer Universitätsklinik an einer Doppelblindstudie zur Erprobung eines neuen Chemomedikaments teilnahm. Als »doppelblind« bezeichnet man medizinische Studien, bei denen weder der Patient noch der behandelnde Mediziner wissen, welches Medikament bei der Behandlung einer Krankheit verabreicht wird. Auf diese Weise wird versucht, die Wirkung (bzw. fehlende Wirkung) neuer Medikamente möglichst zweifelsfrei zu bestimmen.

Problematisch ist an diesem Szenario nicht nur die Unwissenheit der Betroffenen, sondern vor allem das damit verbundene formale Korsett, in das sie dabei gezwängt werden. So wurden die Eltern in dem mir bekannten Fall unter enormen Druck gesetzt, den vorgegebenen Behandlungsablauf von Anfang bis Ende einzuhalten – unabhängig von der gesundheitlichen Entwicklung des Kindes.

Parallel zur chemotherapeutischen Behandlung kam das Kind in unser Therapiezentrum, wo wir das Mädchen sehr schnell austherapiert hatten – mit dem Ergebnis, dass sich die Blutwerte innerhalb kürzester Zeit vollkommen normalisierten. Die Ärzte der Uniklinik führten diese Entwicklung natürlich auf die Chemotherapie zurück, obwohl die Patientin erst einen Chemotherapiekurs hinter sich hatte. Erfahrungsgemäß ändert sich zu diesem Zeitpunkt an den Blutwerten kaum etwas, erst nach mehrmaliger Chemoanwendung ist mit einer Besserung der Werte zu rechnen.

Trotz der positiven Entwicklung wurden die Chemobehandlungen planmäßig fortgeführt. Dass man sich nach einer solchen Therapie jedoch nicht nur vollkommen elend fühlt, sondern auch Infektionen und andere Nebenwirkungen riskiert, blieb dabei völlig außer Acht. Wir waren zwar in der Lage, auch Unverträglichkeitsreaktionen auf die Bestandteile des Chemomedikaments mit unserer Akupunktur zu neutralisieren, das Auftreten von Infektionen und anderen Begleiterkrankungen kann man dadurch jedoch nicht verhindern.

Die Eltern des Kindes sahen sich in dieser Situation nicht in der Lage, eine Entscheidung zugunsten des vorzeitigen Abbruchs der Chemotherapie zu treffen. Das hat in meinen Augen in erster Linie mit mangelnder Aufklärung zu tun. Selbstverständlich wollten die Eltern für ihr Kind das Beste tun – gerade deshalb waren sie aber auch extrem verunsichert und ließen sich von den Ärzten ein schlechtes Gewissen einreden. Letztlich wollten sie sich auf keinen Fall vorwerfen lassen, dass sie nicht jede Möglichkeit ausschöpften, damit ihr Kind gesund wird.

Dabei sollte es nachdenklich stimmen, wenn man in Medizinerkreisen immer wieder mitbekommt, dass Ärzte, wenn sie selbst an Krebs erkranken, eine Chemotherapie meist kategorisch ablehnen – sie wissen schließlich am besten, wie viel Leid eine solche Behandlung mit sich bringt und wie gering die Erfolgsquote insgesamt ist.

Welche Folgen es hat, wenn die Medizin so stark auf die Krankheit fixiert ist, dass sie die Gesundheit eines Menschen vollkommen aus dem Blick verliert, habe ich noch in einem anderen Fall erlebt. Dabei ging es um einen jungen Mann, bei dem über eine Knochenmarkspunktion Knochenkrebs im Vorstadium diagnostiziert wurde. Doch anstatt geeignete Maßnahmen zu ergreifen, die die Ausbildung der Krebserkrankung verhindern würden, hieß es: »Das Krebsleiden ist noch nicht ausgebrochen, deshalb können wir im Moment nichts machen. Wir warten jetzt ab und sobald sich tatsächlich ein Knochenkrebs gebildet hat, behandeln wir Sie medikamentös.«

Man kann sich vorstellen, in welche Verzweiflung diese Mitteilung den Mann gestürzt hat. Er war Vater von zwei kleinen Kindern und sah sich gezwungen, sein Testament zu machen. Über das Internet hat er schließlich von unserer Therapie erfahren und sich sofort bei uns behandeln lassen. Inzwischen haben sich seine Werte so normalisiert, dass nicht davon auszugehen ist, dass jemals ein Knochenkrebs bei ihm ausbrechen wird.

Mir ist es wichtig zu betonen: Bei unserer Therapie steht die Heilung des Patienten immer im Mittelpunkt. Mittlerweile ist unsere Methode so ausgereift, dass ich Patienten, die ich heute behandle, vermutlich nicht mehr wiedersehe, sofern sie vollständig austherapiert sind. Das gilt für Menschen mit Krebsleiden genauso wie für Allergiker oder Rheuma-Patienten.

Unser Ansatz für Patienten mit Krebsleiden

Inzwischen kommen in unser Therapiezentrum sehr viele Patienten, um sich mit ihrer Krebserkrankung behandeln zu lassen. Erfolgserlebnisse bei Menschen, die für sich selbst schon keine Hoffnung auf Heilung mehr gesehen haben, verbreiten sich in der Regel wie Lauffeuer. Wir haben diese Entwicklung vorher bereits an anderen Krankheitsbildern verfolgen können. So bringt uns ein durch unsere Therapie gesund gewordener Patient indirekt zehn neue.

Einerseits stellt es für den Behandlungsablauf bei uns überhaupt keinen Unterschied dar, ob jemand mit Heuschnupfen oder mit Krebs zu uns kommt. Bei beiden geht es darum herauszufinden, wodurch das Immunsystem des Patienten gestört ist, auf welche Stoffe und Nahrungsmittel er unverträglich oder allergisch reagiert. Diese Allergien und Unverträglichkeiten werden dem Betroffenen genommen und damit das Immunsystem langfristig reguliert.

Andererseits gibt es dennoch ein paar Besonderheiten, auf die es Patienten mit Krebsleiden hinzuweisen gilt. Wir haben es bei Krebspatienten mit Menschen zu tun, die unter einer lebensbedrohlichen Krankheit leiden. Dass es überhaupt soweit gekommen ist, heißt auch, dass das Immunsystem der Betroffenen meistens bereits extrem stark geschwächt ist. Deshalb sollten sich diese Patienten darauf einstellen, dass die Therapie vermutlich mehr Akupunkturbehandlungen erfordern wird als es bei denjenigen mit vergleichsweise harmlosen Beschwerden der Fall ist.

Anders als bei Menschen mit Heuschnupfen, Asthma oder Neurodermitis ist es darüber hinaus wichtig, dass unsere Therapie bei Krebspatienten mit schulmedizinischen Kontrollen Hand in Hand geht. Im Gegensatz zu Ersteren kann der an Krebs Erkrankte die Veränderung seines Zustandes nicht selbstständig kontrollieren. Auch haben wir in unserem Therapiezentrum nicht die Diagnose- und Kontrollmöglichkeiten eines Krankenhauses. Regelmäßige Kontrolluntersuchungen beim behandelnden Arzt sind daher bei Krebsleiden unerlässlich.

Ein weiterer Punkt betrifft die besondere Aufmerksamkeit, die ein ehemals an Krebs erkrankter Mensch auch nach Abschluss der Therapie auf seine eigene Gesundheit lenken sollte. Ich habe behauptet, dass ich Menschen, die heute bei uns austherapiert werden, nicht wiedersehe, weil sie in ihrem Leben keine chronischen Krankheiten mehr entwickeln werden. Auch für Patienten, die ein Krebsleiden überwunden haben, möchte ich diese Aussage bestätigen. Trotzdem geben wir diesen Menschen nachdrücklich eine Bitte mit auf den Weg: Sollte es irgendwelche Hinweise darauf geben, dass Ihr Immunsystem gestört ist, dann melden Sie sich bitte bei uns.

Es muss sich dabei nicht gleich um ein Rezidiv des Krebses handeln, auch harmloseste Beschwerden sollten als Indizien für ein gestörtes Immunsystem gewertet werden. Hat beispielsweise jemand ein kleines Hautekzem am Körper, regelmäßig eine verstopfte Nase am Morgen, die nach dem Aufstehen wieder verschwindet, oder irgendwelche anderen anhaltenden gesundheitlichen Probleme, sollte er diese Entwicklung unbedingt ernst nehmen und einen Termin bei uns vereinbaren. Dann muss man hinterfragen: Wurde bei diesem Patienten womöglich irgendetwas übersehen? Ist er plötzlich mit Schadstoffen, Schimmel oder anderen Belastungen konfrontiert, die es vorher nicht in seinem Umfeld gab? Wie können wir gemeinsam Abhilfe schaffen?

Grundsätzlich gilt: Wer sensibel für die Signale seines eigenen Körpers ist und entsprechend darauf reagiert, hat die besten Voraussetzungen für ein langes und gesundes Leben. Wenn ich diese Signale hingegen ignoriere und meine, mit solchen vermeintlich kleinen »Wehwehchen« leben zu können, riskiere ich erneut das Entstehen einer schweren, lebensbedrohlichen Krankheit.

All dies mag für Sie nach einem absoluten Heilversprechen klingen. Das ist es auch fast. Aber eben nur fast – genauso wie bei allen anderen medizinischen Verfahren gibt es auch bei unserer Therapie limitierende Faktoren. Der wichtigste unter ihnen: Man braucht einen Körper, der bis zu einem gewissen Grad intakt ist, damit er die Impulse, die er über die Akupunktur erhält, auch umsetzen kann. Wenn jemand mit einem relativ weit fortgeschrittenen Krebsleiden zu uns kommt, ist das leider nicht immer der Fall. Das Immunsystem ist dann bereits so geschwächt, dass es nicht mehr aufgebaut werden kann.

Aber auch wenn wir diese Menschen nicht mehr von ihrer Krankheit heilen können, so sind wir doch in der Lage, etwas für sie zu tun. Denn durch die Anwendung der Akupunktur kann man dem Patienten wenigstens die unerträglichen Schmerzen nehmen, die im Krebsendstadium unweigerlich auftreten. Auf diese Weise benötigt er keine starken Schmerzmedikamente, beispielsweise Morphine, die das zentrale Nervensystem beeinträchtigen und bewirken, dass auch das Bewusstsein und die Wahrnehmung auf Dauer getrübt werden.

Hier ist in erster Linie das Vertrauen der Patienten in naturheilkundliche Verfahren gefragt.

- Auch beim Krebs ist mein Ansatz darauf ausgerichtet, dem Patienten die Ursache seiner Erkrankung zu nehmen. Damit konnten wir bereits zahlreiche Heilungserfolge erzielen.
- Krebspatienten sollten nach der Behandlung besonders aufmerksam auf die Signale ihres Körpers achten. Erhalten sie von ihm einen Hinweis auf ein gestörtes Immunsystem, gilt es, die Ursachen dafür zu erkennen und zu beseitigen.
- Bei weit fortgeschrittenen Krebsleiden stößt auch unsere Therapie an ihre Grenzen. Das Immunsystem des Patienten kann dann nicht mehr aufgebaut werden. Wir können diesen Menschen aber zumindest ihre Schmerzen über die Akupunktur nehmen.

Verantwortung für die eigene Gesundheit übernehmen

8

In unserem Therapiezentrum betreiben wir ganzheitliche Medizin. Was bedeutet dieser Ansatz für Arzt und Patienten? Wie können beide gemeinsam aktiv am Heilungsprozess des Patienten mitwirken?

8. Verantwortung für die eigene Gesundheit übernehmen

Die Mithilfe des Patienten ist oftmals entscheidend

Ich habe meiner Arbeitsstätte den Namen »Therapiezentrum für Ganzheitliche Medizin« gegeben. Sie konnten in den vorangegangenen Kapiteln verfolgen, wie mir der ganzheitliche Blick auf den Menschen geholfen hat, meine Methode zu entwickeln und damit sehr gute Heilungserfolge zu erzielen. Ich möchte an dieser Stelle noch etwas genauer ausführen, was mein Ansatz nicht nur für den Arzt, sondern auch für den Patienten selbst bedeutet.

Lange Zeit lief ein Arztbesuch nach folgendem Schema ab: Ich gehe in die Praxis, nenne dem Arzt meine Beschwerden und werde mit Hilfe verschiedener Messgeräte und Apparate untersucht. Durch diese Untersuchungen erhält der Arzt bestimmte Kennzahlen, die die Grundlage seiner Diagnose darstellen und aus denen er geeignete Behandlungsmaßnahmen ableitet.

Hinter diesem Vorgang verbirgt sich einerseits eine in vielen Fällen übertriebene Technikgläubigkeit von Arzt und Patient, die den Ergebnissen von

Messungen, Tests und Funktionsanalysen oberste Priorität einräumen. Andererseits erzeugt diese Vorgehensweise eine unüberwindbare Barriere: Der Mediziner ist der Experte, der eine überaus komplizierte Wissenschaft beherrscht, während der Patient stets der Unwissende bleibt, der die komplexen Sachverhalte dieser Wissenschaft ohnehin nicht verstehen würde.

Noch heute wird tausendfach auf diese Weise Medizin betrieben. Das führt wiederum auch dazu, dass viele Patienten meinen, sie könnten oder müssten die Verantwortung für ihre eigene Gesundheit in der Arztpraxis genauso abgeben wie den Mantel an der Theatergarderobe. – »Hier habt ihr meinen Körper, nun tut etwas, damit er möglichst schnell wieder funktioniert.« Das mag vielleicht bei einer Grippe noch ganz gut klappen, bei chronischen Krankheiten wird es schon schwieriger.

Kritischer werden die Patienten erst in den letzten Jahren, seit immer weniger medizinische Leistungen von den Krankenkassen getragen werden und es an die eigene Geldbörse geht. Natürlich hat man dann ein stärkeres Bedürfnis zu erfahren, wofür man sein Geld auf den Tisch legt.

Ich habe in den Jahren meiner Berufstätigkeit ein immer größeres Bewusstsein für die Bedeutung der Kommunikation, den Austausch von Arzt und Patient im Behandlungsprozess gewonnen. Während meiner Akupunkturausbildung hatte ich einmal eine Dozentin, die sagte: »Bitte begreifen Sie, dass Sie fünf Sinne haben. Sie müssen lernen, diese fünf Sinne zu aktivieren und damit zu arbeiten.«

Heute weiß ich, wie Recht sie damit hatte. Auch in unserer Therapie genügt es nicht, das Handwerkszeug zu beherrschen und den Laser bedienen zu können. Es geht zu einem wesentlichen Teil darum, dem Patienten zuzuhören, ihm die Zusammenhänge zu erklären, ihm seine gesamte Aufmerksamkeit zu schenken und sich aus all diesen Informationen ein möglichst vollständiges Bild zu machen.

Das funktioniert jedoch nur, wenn der Patient bereit ist, an diesem Prozess aktiv mitzuwirken. Er selbst ist in vielerlei Hinsicht der Experte für seine Gesundheit – und die steht stets im Mittelpunkt der Therapie. Je mehr jemand sich mit seinem Krankheitsbild auseinandersetzt, desto mehr Zusammenhänge erkennt er selbst und desto besser kann er einschätzen, welche Informationen für den Therapeuten wichtig sein könnten und welche nicht.

Vor vielen Jahren kam einmal ein Patient in meine Praxis, der wegen seines Bluthochdrucks im Krankenhaus behandelt worden war. Er sei auf ein bestimmtes Medikament eingestellt worden, mit dem es ihm nun gut ging, erklärte er mir, dafür benötige er ein Rezept. Ganz am Rande bat er mich außerdem, ich möge ihm eine Salbe verschreiben, die er sonst von seinem Hautarzt bekam, denn er hatte einen Ausschlag in der Handinnenfläche.

Ich hatte damals bereits erste Erkenntnisse über den Zusammenhang zwischen Hautreaktionen und Nahrungsmittelunverträglichkeiten gewonnen und schlug dem Mann daher vor zu testen, worauf er reagierte. »Ach«, antwortete er, »das ist mir zu aufwändig. Dieser Ausschlag kommt von meiner Arbeit auf dem Bau, das habe ich schon länger. Geben Sie mir einfach ein Rezept für die Salbe, das reicht mir.«

Ein halbes Jahr später sah ich den Patienten wieder. Obwohl er gerade erholt aus dem Urlaub zurückgekommen war, klagte er: »Mir geht es nicht gut, ich weiß auch nicht, was mit mir los ist.«

Als ich den Schallkopf des Ultraschallgerätes auf seine Bauchdecke gelegt hatte, sah ich Schreckliches: Der Mann hatte Dickdarmkrebs und bereits Metastasen in der Leber. Nur einen Monat später war er tot.

Dieses Erlebnis hat mir in drastischer Weise klargemacht, wie wichtig umfassende Aufklärungsarbeit ist. Ich wollte bei dem Prinzip »Gib mir eine Pille, und dann wird es schon wieder« nicht mehr mitmachen und sehe es als meine Aufgabe an, nicht locker zu lassen, wenn ich einen Anlass zur Beunruhigung erkenne. Es geht mir darum, Menschen davon zu überzeugen, dass auch kleinere Beschwerden immer Hinweise auf Störungen sind, die irgendwann explodieren können.

Die Grundlage dafür ist natürlich das Vertrauen in den Arzt und die Methode. Wer sich bei uns gut aufgehoben fühlt, wird verständlicherweise besser mitarbeiten als jemand, der dieser Behandlung sehr skeptisch gegenübersteht.

Ich habe an anderer Stelle gesagt, dass man an unsere Therapie nicht glauben muss, damit sie wirkt. Eine gewisse Offenheit mir und meinen Therapeutinnen gegenüber mag gleichwohl förderlich sein.

Konkret geht es uns vor allem darum, von unseren Patienten zu erfahren: Welche Dinge könnte es in ihrem Umfeld geben, die ihre Gesundheit beeinträchtigen? Welche Krankheitsbilder gibt es in der Familie? Haben sie Symptome, die sie womöglich gar nicht selbst als solche wahrnehmen?

All dies können Hinweise sein, die die Therapie beschleunigen und für den Patienten am Ende auch eine Ersparnis an Zeit und Geld bedeuten.

Prophylaxe: Be-/Handeln, bevor das Problem da ist

Wir können heute davon ausgehen, dass jeder zweite bis dritte Mensch chronisch krank ist. Zwar sind bei jungen Menschen die Krankheitsbilder oft noch nicht so stark ausgeprägt, aber je älter sie werden, desto häufiger treten dauerhafte Beschwerden auf.

Auch aus der Schulmedizin weiß man, dass in vielen Fällen die Disposition für die Entwicklung bestimmter Erkrankungen wie Krebs, Hautkrankheiten, Rheuma etc. erblich bedingt ist. Die Schulmedizin geht mit diesem Wissen zum Teil auf recht traurig-kuriose Weise um. So werden beispielsweise in den USA bereits 18-jährigen Mädchen beide Brüste abgenommen, um die Entstehung eines Brustkrebses zu verhindern, wenn diese Erkrankung bei den Frauen der Familie häufig vorkam.

In anderen Fällen leben Menschen in permanenter Angst vor Krankheiten, die in der Familie verbreitet sind, und man rechnet täglich mit ihrem Auftreten. Die einzige Möglichkeit, diese Ängste im Rahmen der Schulmedizin einzudämmen, sind regelmäßige Vorsorgeuntersuchungen.

Der Begriff Vorsorge impliziert für mich, dass man im Vorfeld etwas tut, dass man entsprechende Vorkehrungen trifft, um das Entstehen von Krankheiten zu verhindern. Bei Brustamputationen ohne medizinische Indikation ist das tatsächlich der Fall, wenngleich diese Maßnahme in meinen Augen von extrem zweifelhaftem Charakter ist.

Tatsächlich besteht die Vorsorge in den allermeisten Fällen vor allem darin, die Gesundheit von Patienten mehr oder weniger aufmerksam zu beobachten, um die Entstehung von Krankheiten möglichst frühzeitig zu erkennen. Daher bevorzuge ich für diese Vorgehensweise den Begriff Früherkennung – mit Vorsorge oder gar mit Prophylaxe im engeren Sinn hat diese Methode wenig zu tun.

Mit unserem Therapieansatz sind wir hingegen glücklicherweise nicht nur in der Lage, Patienten von ihren chronischen Leiden zu befreien, wir können auch das Entstehen dieser Beschwerden im Vorfeld verhindern. Denn wenn Nahrungsmittelunverträglichkeiten die Hauptursache für die Entwicklung von chronischen Krankheiten sind, dann ist mit ihrer Desensibilisierung auch die entscheidende Basis für diese Krankheiten beseitigt.

Es ist deshalb für jeden Menschen sinnvoll, mit Hilfe der Kinesiologie testen zu lassen, ob es Stoffe oder Nahrungsmittel gibt, auf die er allergisch oder unverträglich reagiert. Sollte dies zutreffen, spricht alles dafür, sich möglichst bald ursächlich behandeln zu lassen. Je eher jemand zu uns kommt, desto mehr zukünftige Probleme kann er sich ersparen. Denn er befreit sich damit nicht nur von aktuell auftretenden Beschwerden, sondern er verhindert auch die Entwicklung chronischer Leiden. Das gilt natürlich in besonderem Maße für Menschen, die sich ihrer erblichen Belastung durchaus schon bewusst sind. In meiner Familie zum Beispiel ist nicht nur mein Vater früh an Leukämie gestorben, auch mehrere meiner Onkel und Tanten hatten Krebserkrankungen verschiedenster Art. Nachdem ich selbst therapiert bin, sind nicht nur meine chronischen Rückenschmerzen verschwunden – ich gehe auch davon aus, dass ich keine Krebserkrankung mehr bekommen werde, weil die Ursache dafür beseitigt wurde.

Leider kommt es auch immer wieder vor, dass Menschen das Wissen um ihre eigenen Immunstörungen nicht ernst nehmen. Wie bereits erwähnt, kommen viele Eltern mit ihren Kindern in unser Therapiezentrum, weil die Kinder unter Neurodermitis, Asthma, ADHS oder Rheuma leiden. Da wir die Ursache dieser Erkrankungen und das damit verbundene Vererbungsprinzip kennen, wissen wir auch, dass mindestens ein Elternteil ebenfalls eine Nahrungsmittelunverträglichkeit haben *muss,* denn sonst hätte das Kind sie nicht erben können.

Wenn ich die Eltern darauf hinweise, stoße ich oft auf eine gewisse Abwehrhaltung: »Ach ja, diesen leichten Schnupfen am Morgen, das habe ich schon seit 30 Jahren, damit kann ich auch noch die nächsten 30 Jahre weiterleben.«

Aber mir geht es nicht um den leichten Schnupfen, sondern darum, dass dieser Mensch ein gestörtes Immunsystem hat, das sich von allein nicht regulieren wird, sondern im Zweifelsfall immer stärker und stärker belastet ist. Die Wahrscheinlichkeit der Entstehung einer schweren Krankheit ist dann extrem hoch. Leider warten wir Menschen aber meist so lange, bis sich etwas Schlimmeres entwickelt und in der Folge der Leidensdruck extrem groß ist.

Wer jedoch zu lange wartet, gesundheitliche Probleme ursächlich anzugehen, riskiert Beeinträchtigungen, die auch durch unseren Ansatz nicht mehr rückgängig zu machen sind. Wenn erst Gelenkveränderungen durch Rheuma entstanden sind, dann können wir diesem Patienten zwar die Schmerzen nehmen und das Fortschreiten des Rheumas verhindern, die Gelenke bleiben jedoch deformiert. Nach einem Herzinfarkt bleibt der Herzmuskel an dieser Stelle abgestorben, wir können lediglich weitere Infarkte verhindern.

Noch ein zusätzliches Argument, sich möglichst frühzeitig in Behandlung zu begeben, besteht in der Erfahrung, dass die Therapie in der Regel schneller und unproblematischer verläuft, wenn das Immunsystem noch nicht so stark gestört ist, wie es bei schwerkranken Menschen der Fall ist. Ich bin deshalb immer froh, wenn Patienten mit vergleichsweise harmlosen Beschwerden wie Heuschnupfen oder Hautekzemen zu uns kommen.

Wer sich bei uns behandeln lässt oder sich über die Therapie informiert, stößt meist schnell darauf, dass wir auch Krebsprophylaxe anbieten. Ich werde von Patienten, die wegen aktueller Beschwerden zu uns kommen, deshalb oft gefragt, ob bei ihnen zusätzlich eine Krebsprophylaxe durchgeführt werden kann. Ich kann diese Patienten stets beruhigen: Eine Desensibilisierung der Allergien und Nahrungsmittelunverträglichkeiten *beinhaltet* immer schon eine Prophylaxe, und zwar nicht nur eine Krebsprophylaxe, sondern eine Art »Rund-um-Prophylaxe«. Denn das Prinzip der Therapie besteht ja darin, das Immunsystem ursächlich zu regulieren. Im Grunde ist es deshalb auch ganz egal, mit welchen Beschwerden jemand zu uns kommt, denn wir gehen immer nach demselben Prinzip vor. Für uns sind die einzelnen Krankheiten einfach unterschiedliche Erscheinungsbilder, die auf ein und dieselbe Ursache zurückgeführt werden können. Die Ausprägung eines Krankheitsbildes wird lediglich noch von der genetischen Prädisposition, der Art des unverträglichen Nahrungsmittels und der Schwermetallbelastung des Einzelnen beeinflusst. Der Grundgedanke bleibt dennoch immer gleich.

Besonders schön ist es für mich zu erfahren, dass Menschen durch die Prophylaxe auch zu einem unbeschwerteren Leben finden. Wer ständig in Angst vor einer Krebserkrankung lebt, hat dadurch auch einen deutlichen Verlust an Lebensqualität. Ich selbst habe das am eigenen Leib erfahren: Jahrelang hat es mich belastet, dass mein Vater mit 32 Jahren gestorben ist. Ich sah meinem 32. Geburtstag mit großer Sorge entgegen, weil ich fürchtete, mir stünde dasselbe Schicksal bevor. Heute weiß ich, dass ich keine Angst mehr haben muss, an Krebs zu erkranken, denn die Ursachen dafür haben wir prophylaktisch beseitigt.

Mehr Wohlbefinden im Alltag

In meinen Augen hat jeder, der sich bei uns therapieren lässt, die beste Maßnahme für ein langes, gesundheitlich unbelastetes Leben ergriffen. Ein gesundes Immunsystem ist im Grunde genommen ein regelrechtes »Bollwerk«, das zu einer enormen Abwehrleistung imstande ist. Nur so ist es zu erklären, dass nicht jeder, der jemals mit einem HIV-positiven Menschen Geschlechtsverkehr hatte, auch an AIDS erkrankt. Wäre unser Immunsystem nicht prinzipiell in der Lage, auch mit so aggressiven Viren fertig zu werden, müsste sich ausnahmslos jeder anstecken, der damit konfrontiert wird.

Einer meiner ehemaligen Kollegen im Krankenhaus erzählte mir einmal, er habe in Afrika Mund-zu-Mund-Beatmungen bei Menschen mit offener Lungentuberkulose durchgeführt und sich dabei nicht angesteckt. Auch dies ist nur durch ein zu 100 Prozent intaktes Immunsystem zu erklären.

Unser Ziel ist es, diesen Zustand durch die Desensibilisierungsakupunktur bei unseren Patienten herzustellen.

Dennoch gibt es in unserem Alltag auch nach erfolgreicher Therapie noch Faktoren, die unser Wohlbefinden in gewissem Maße beeinträchtigen können.

Zum einen spielt die Baubiologie dabei eine wichtige Rolle. Wer permanent mit Schadstoffen oder giftigen Schimmelpilzen konfrontiert ist, wird immer wieder gesundheitliche Probleme bekommen. Zwar sind wir seit Kurzem in der Lage, auch Schimmelunverträglichkeiten so weit zu neutralisieren, dass der Körper mit leichteren Belastungen fertig wird. Sehr starker Schimmelbefall und sonstige toxische Ausdünstungen in der eigenen Wohnung oder am Arbeitsplatz sind jedoch für den Menschen auf Dauer immer schädlich. Hier gilt es, die Schimmelursache bzw. die Schadstoffquellen unbedingt zu beseitigen. Wenn das nicht möglich ist, bleibt nur der Umzug in eine andere Umgebung.

Auch hohe elektromagnetische Strahlung kann darüber hinaus zu einer Beeinträchtigung des persönlichen Wohlbefindens beitragen. Ich konnte die Auswirkung einer hohen Strahlung vor einiger Zeit beobachten, als ich mit meiner Frau auf einer Insel spazieren ging. Plötzlich sagte sie, ihr Ohr und ihre Nase seien irgendwie verstopft. Verwundert schauten wir uns um, bis wir sahen, dass ganz in der Nähe ein Funkmast stand, in dessen unmittelbarer Strahlung wir uns offensichtlich befanden. Als wir uns nur 50 Meter entfernt hatten, ging es meiner Frau wieder gut.

Dass der Mensch auf Strahlung sehr sensibel reagiert, wurde vor Kurzem auch anhand von Handytelefonaten untersucht. Man stellte fest, dass beim langen und häufigen Telefonieren mit dem Handy sogar kurzfristige Blutbildveränderungen auftreten, die die Fließeigenschaften des Blutes herabsetzen. Wer ohnehin zur Thrombosebildung neigt (die wiederum ihre Ursache in einer Nahrungsmittelunverträglichkeit hat), könnte also auf diese Weise einen Venenverschluss mit schlimmsten Folgen provozieren.

Leider können wir insbesondere in den Städten der allgemeinen Funkstrahlenbelastung durch Sendemasten, Handys und andere Geräte nicht mehr entkommen. Dennoch gibt es Möglichkeiten, diese Strahlung im persönlichen Umfeld deutlich zu reduzieren. Grundsätzlich ist es sinnvoll, Handys nicht direkt am Körper, sondern eher in der Handtasche oder im Rucksack zu tragen. Lässt es sich nicht vermeiden, das Handy am Körper mitzuführen, sollte man es in ein Baumwolltuch wickeln. Auf diese Weise wird die Strahlenemission bereits erheblich vermindert.

Auf schnurlose Telefone sollte man nach Möglichkeit ganz verzichten, sie sind im Haushalt meist der größte Strahlungsverursacher. Auch hier gilt: Wenn es nicht anders geht, deckt man Telefon und Basis am besten mit einem Baumwolltuch ab. Weitere zu vermeidende Geräte mit hoher Strahlung sind WLAN-Anlagen (für kabelloses Internet), ältere Radioweckermodelle und ältere Computermonitore.

Starke Strahlenbelastung kann zu Kopfschmerzen und Müdigkeit führen. Bei ständigen Schlafstörungen ist es auch sinnvoll, durch einen Experten prüfen zu lassen, ob das eigene Bett über einer Wasserader steht. Das Schlafen über Wasseradern entzieht dem Körper sehr viel Energie, was dann natürlich am Tage zu Schlappheit, Müdigkeit, Kopfschmerzen etc. führen kann.

Viele Menschen führen diese Symptome, aber auch andere chronische Beschwerden übrigens auf Stress oder sonstige psychisch belastende Umstände zurück. Frage ich nach, wann ein chronisches Krankheitsbild sich konkret entwickelt hat, bringen viele Patienten diesen Zeitpunkt mit solchen Stressfaktoren in Verbindung: Höhere Belastung am Arbeitsplatz, Verlust des Arbeitsplatzes und Existenzängste, höhere Belastung im Privatleben, beispielsweise durch Beziehungsprobleme, schwere Krankheit eines Familienmitglieds oder Ähnliches. Bei Patienten mit Herzinfarkt, Schlaganfall oder einem Krebsleiden ging der Erkrankung häufig sogar ein einschneidender Schicksalsschlag voraus, etwa der Tod des Partners oder eines anderen geliebten Menschen.

Es stimmt also, dass diese Faktoren *Auslöser* für schwere körperliche Leiden sein können – sie sind jedoch nach meiner Erfahrung nie die *Ursache* für diese Beschwerden. Die Ursache liegt in einem angeschlagenen, für Krankheiten anfälligen Immunsystem, dem sozusagen nur noch der letzte Schubser fehlte, um völlig aus dem Lot zu geraten. Und diese grundsätzliche Störung wird eben ursprünglich hervorgerufen durch vererbte Nahrungsmittelunverträglichkeiten und Allergien.

Nimmt man dem Körper die Störungen seines Immunsystems, wird er mit demselben Stress oder mit derselben psychischen Belastung besser fertig und aus diesem Grund keine körperlichen Beschwerden mehr entwickeln, die über allgemeine Erschöpfung oder allenfalls über leichte Kopfschmerzen hinausgehen.

- Der Behandlungsprozess ist immer auch ein Austausch zwischen Arzt und Patient. Je mehr Informationen ich von einem Patienten erhalte, desto effektiver kann ich ihm helfen.
- Mit unserer Desensibilisierungsakupunktur können wir der Entstehung chronischer Krankheiten prophylaktisch entgegenwirken. Das ist jedoch nur möglich, wenn der Patient sich rechtzeitig bei uns therapieren lässt.
- Trotz eines gesunden Immunsystems gibt es Faktoren in unserer Umwelt, die unser Wohlbefinden beeinträchtigen können. Dazu gehören in erster Linie Strahlungs-, Schimmel- und Schadstoffbelastungen.
- Stress und andere psychisch belastende Umstände sind niemals Ursache einer Erkrankung, sondern allenfalls ihr Auslöser.

In den Untiefen des therapeutischen Alltags

9

Kann wirklich jeder Mensch mit unserer Therapie gesund werden? Zumindest war bei den vielen Tausend Patienten, die wir bisher behandelt haben, immer eine positive Wirkung der Therapie feststellbar.

9. In den Untiefen des therapeutischen Alltags

Kann wirklich jeder Mensch mit der Therapie Eisenhardt© gesund werden?

Ich habe in den vorangegangenen Kapiteln eine Reihe von Behauptungen mit großer Tragweite aufgestellt:

- Mit unserem Therapieansatz können wir Menschen mit chronischen Krankheiten dauerhaft heilen.
- Unsere Therapie wirkt – unabhängig davon, ob man daran glaubt oder nicht.
- Menschen, die bei uns austherapiert wurden, sehen wir in unserem Therapiezentrum nie wieder, weil sie in ihrem Leben keine chronischen Leiden mehr entwickeln werden.

Heißt das gleichzeitig, dass jeder Mensch, der jemals bei uns in Behandlung war, dauerhaft gesund ist? – Nein, das bedeutet es leider nicht.

Nach allem, was Sie in diesem Buch gelesen haben, mögen Sie darüber zu Recht erstaunt sein. Aber ich kann Sie in einem entscheidenden Punkt beruhigen: Wenn Menschen bei uns nicht gesund werden, ist das nicht in einer wie auch immer gearteten Fehlerhaftigkeit unserer Therapie begründet, sondern wird von Faktoren beeinflusst, die außerhalb unserer Kontroll- und Handlungsbereiche liegen.

Einige von diesen Faktoren habe ich bereits angesprochen: Obwohl wir, wie gesagt, seit Kurzem in der Lage sind, auch Schimmelunverträglichkeiten bis zu einem gewissen Grad zu neutralisieren, gibt es Wohn- und Arbeitsumgebungen, in denen ein Mensch niemals gesund werden kann. Wer permanent mit hochgiftigen Schimmelsporen oder mit anderen toxischen Stoffen in Kontakt kommt, muss dort ausziehen bzw. den Arbeitsplatz wechseln, wenn er seine Beschwerden loswerden will. Ich weiß, dass das leichter gesagt ist als getan. Niemand gibt in der heutigen Zeit gern freiwillig seinen Job auf, viele sehen für sich dann keine Möglichkeit mehr, ihren Lebensunterhalt zu sichern. Auch wer viel Zeit und womöglich sein ganzes Vermögen in eine Wohnung oder ein Haus investiert hat, wird nur ungern einen Umzug ins Auge fassen. Trotzdem sollte man sich in dieser Situation fragen, ob man bereit ist, seine Gesundheit und auf Dauer vielleicht sogar sein Leben dafür aufs Spiel zu setzen.

Ein anderer Punkt betrifft die grundsätzliche Verfassung des Immunsystems zum Zeitpunkt der Therapie. Ich habe es an anderer Stelle schon erwähnt: Wenn das Immunsystem, wie etwa bei Patienten mit Krebs im fortgeschrittenen Stadium, bereits so stark geschwächt ist, dass es die Impulse der Akupunktur nicht mehr umsetzen kann, können wir ihm auch mit größten Anstrengungen nicht mehr zu einer Genesung verhelfen. Dieses Dilemma lässt sich nur vermeiden, wenn man sich in die Behandlung begibt, bevor sich eine so schwere Krankheit entwickelt.

Von Zeit zu Zeit kommen auch Menschen zu mir, die ich mit ihren spezifischen Beschwerden zunächst an den Hausarzt verweise. Hat jemand beispielsweise eine akute Mandelentzündung, sollte er sich ein Antibiotikum verschreiben lassen. Tritt diese Symptomatik jedoch gehäuft auf, ist es sinnvoll, sich anschließend bei uns in Behandlung zu begeben, da sich dann offenbar eine andauernde Immunstörung dahinter verbirgt.

Ähnlich verhält es sich mit Schmerzen, die durch Gefäßverschlüsse hervorgerufen werden. Mit unserer Therapie sind wir nicht in der Lage, Arterienverschlüsse zu beseitigen. Solche Patienten benötigen als Erstes eine Bypass-Operation. Im zweiten Schritt können wir mit unserer Methode ein Fortschreiten der Arteriosklerose verhindern.

Auch bei Menschen, die unter permanentem Kopfschmerz leiden, ist es angeraten, auf schulmedizinischem Wege zu klären, ob womöglich ein Tumor für die Schmerzen verantwortlich ist. Erst dann kann über die sinnvollsten Behandlungsmaßnahmen entschieden werden.

Eine etwas weiter gehende Einschränkung möchte ich in Bezug auf Suchtkrankheiten machen. Man mag Alkohol- oder Drogensucht als chronische Erkrankungen bezeichnen. Im Unterschied zu anderen Krankheitsbildern gilt hier jedoch: Sucht spielt sich in erster Linie im Kopf ab, sodass psychische Komponenten eine entscheidende Rolle spielen. Zwar kommen hin und wieder Patienten zur Raucherentwöhnung zu uns, dabei geht es jedoch in erster Linie um die Linderung der körperlichen Entzugserscheinungen wie Schweißausbrüche, Magen-Darm-Probleme etc. Eine Rund-um-Behandlung, die den Patienten dazu bringt, dass er anschließend nie wieder rauchen, Alkohol trinken oder andere Drogen nehmen möchte, gibt es leider nicht.

Die Möglichkeiten, die wir in diesem Bereich mit der Akupunktur haben, hat einer der Dozenten in meiner Ausbildung einmal sehr treffend auf den Punkt gebracht: Er habe, so sagte er, immer sehr gute Erfolge mit der Suchtbehandlung, und jeder von uns sei ebenfalls in der Lage, diese Erfolge zu erzielen. Wenn die Behandlung bei uns bisher nicht gewirkt habe, dann läge es einzig und allein daran, dass wir nicht genug Geld dafür genommen hatten. Zahlt der Patient so viel Geld für die Suchtbehandlung, dass es ihn im Portemonnaie wirklich schmerzt, dann überlegt er es sich zehn Mal, ob er sich wieder eine Zigarette anzündet.

Ich bin zwar sicher, dass der Kollege mit seiner Einschätzung Recht hat, habe mich aber dennoch gegen eine solche Vorgehensweise entschieden. Wir klären unsere Patienten stattdessen darüber auf, was wir für sie tun können und wo wir die Grenzen unserer Therapie verorten.

Zu guter Letzt, das möchte ich einräumen, können wir nicht zu 100 Prozent ausschließen, dass bei Menschen, die in den ersten Jahren bei uns therapiert wurden, später noch einmal Beschwerden aufgetreten sind. Wir waren vor zehn Jahren noch nicht so weit, sämtliche Zusammenhänge zu erkennen, sodass wir in einigen wenigen Fällen womöglich nicht alle Krankheitsursachen beseitigt haben. Ich hoffe (und habe es zum Glück auch schon einige Male erlebt), dass diese Patienten dennoch so viel Vertrauen in unsere Methode gewonnen haben, dass sie in einem solchen Fall noch einmal den Weg zu uns finden, damit wir auch die letzten Störungsursachen beseitigen können.

Doch die Frage, die diesen Abschnitt überschreibt, lautet nicht: Ist jeder Mensch, der bei uns je in Behandlung war, gesund geworden? Sie lautet: Kann wirklich jeder Mensch mit der Therapie Eisenhardt© gesund werden? Darauf antworte ich inzwischen mit gutem Gewissen: Ja!

Als Schulmediziner habe ich gelernt: Keine Methode ist zu 100 Prozent erfolgreich. Es gibt immer Ausnahmen: Patienten, die sich als resistent erweisen, Krankheitsbilder, die komplizierter gelagert sind, ungeklärte Einflussfaktoren etc.

Auch ich war stets darauf gefasst, irgendwann einen »Hinkefuß« zu entdecken, eines Tages einen Patienten zu haben, bei dem ich vor einem unlösbaren Rätsel stehe. Tatsächlich hat sich in den letzten zehn Jahren jedoch herauskristallisiert, dass unser Ansatz immer der Richtige war, wenn man ihn richtig angewendet hat. Ich habe bei den vielen Tausend Patienten noch nie erlebt, dass die Therapie keine positive Wirkung gezeigt hat.

So genannte Therapieausreißer gibt es – abgesehen von den oben genannten Faktoren – nur dann, wenn Patienten sich nicht bis zum Ende behandeln lassen. Dieses Problem möchte ich im folgenden Abschnitt erläutern.

Gesundheit und Geld – ein Paar mit Annäherungsschwierigkeiten

Ich will es Ihnen nicht verschweigen: Hin und wieder haben wir es mit einer Mentalität zu tun, die ich nur als Ungeduld, mangelndes Vertrauen in unsere Methode oder unangebrachte Sparsamkeit interpretieren kann. So sehen wir von Zeit zu Zeit Menschen, die sich zwar bei uns auf Unverträglichkeiten und Allergien testen lassen und anschließend mit den Akupunktursitzungen beginnen, die Therapie jedoch nicht bis zum Ende durchführen lassen.

Natürlich steht man als Arzt unter erheblich größerem Erfolgsdruck, wenn die Patienten die Behandlung aus eigener Tasche bezahlen müssen. Ist nach fünf oder sechs Akupunkturanwendungen kein deutlicher Rückgang der Beschwerden zu erkennen, verlieren manche Menschen das Vertrauen und kommen einfach nicht mehr zur Behandlung. Dabei schildere ich meinen Patienten immer wieder, was wir schon oft erlebt haben: dass nämlich bei einigen Krankheitsbildern erst mit der Desensibilisierung der letzten Unverträglichkeit auch die Beschwerden schlagartig verschwinden. Solange sie nicht austherapiert sind, erfahren sie auch keinen deutlichen Rückgang der Symptome.

In anderen Fällen ist es genau umgekehrt: Bereits nach wenigen Sitzungen fühlt sich der Patient gesund, obwohl wir noch Reaktionen auf be-

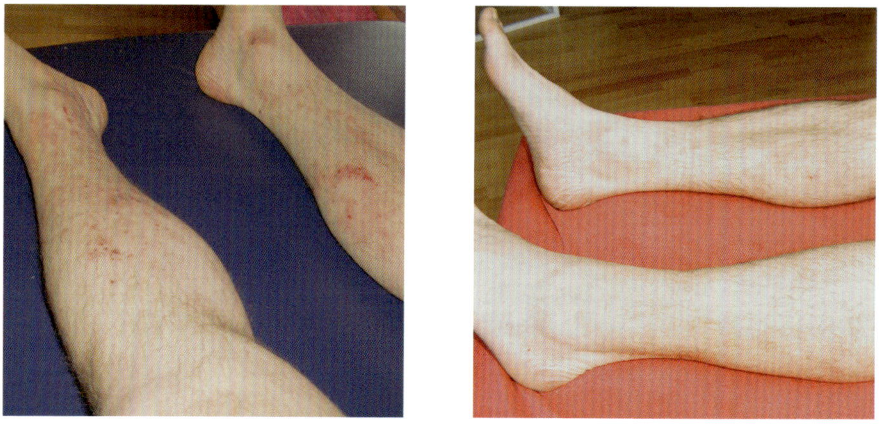

Jeder Körper reagiert anders. Bei Herrn L. zeichnete sich erst nach mehreren Monaten ein durchschlagender Behandlungserfolg ab. Die Fotos zeigen, wie sich seine Haut zwischen Februar und Oktober 2006 veränderte.

stimmte Stoffe oder Nahrungsmittel testen können. Wer zu diesem Zeitpunkt die Therapie abbricht, wird über kurz oder lang wieder krank werden, denn die Ursachen für die Störung seines Immunsystems sind noch nicht vollständig beseitigt.

Noch schwieriger gestaltet die Sache sich, wenn wir es zusätzlich mit so genannten maskierten Allergien zu tun haben. Solche Allergien kann ich im ersten kinesiologischen Test nicht feststellen, sie werden erst sichtbar, wenn andere Allergene desensibilisiert wurden. So schält sich der ganze Komplex aus Nahrungsmittelunverträglichkeiten und Allergien nach und nach ab wie eine Zwiebel. Gleichzeitig ruft das in seltenen Fällen ein gewisses Misstrauen hervor, es ginge uns womöglich darum, den Patienten möglichst lange in Behandlung zu behalten: »Der Arzt kann mir ja viel erzählen, wie soll ich beurteilen können, ob es stimmt, was er sagt, oder ob er mir einfach noch mehr Geld abknöpfen will?«

Solche Reaktionen zeigen aber auch, dass die psychologische Komponente im Verhältnis von Gesundheit und Geld außerordentlich komplex ist. Bei vielen Menschen lautet deshalb die Devise: Ich möchte für meine Gesundheit möglichst gar kein Geld ausgeben, deshalb schöpfe ich zunächst alle von der Krankenkasse getragenen Möglichkeiten aus.

Parallel geht unser marktwirtschaftlich geprägtes Denken aber auch in die andere Richtung, die besagt: Gut ist nur das, was auch teuer ist.

Natürlich birgt die Verbindung dieser beiden Einstellungen ein gewisses inneres Konfliktpotenzial. In einem Fall wurde mir dies in besonders tragischer Weise vor Augen geführt. Es ging dabei ein weiteres Mal um ein an Leukämie erkranktes Mädchen, von dem ich durch einen Nachbarn erfuhr.

Das Mädchen war bereits in der Vergangenheit chemotherapeutisch behandelt worden und hatte nun ein Rezidiv der Leukämie entwickelt. Ich setzte mich mit den Eltern des Kindes in Verbindung und klärte sie über die Möglichkeiten einer Therapie bei uns auf. Zu dieser Zeit bekam das Kind zum zweiten Mal Chemotherapie, und es wurde händeringend nach einem Knochenmarkspender gesucht. Während die Mutter sich unserer Methode gegenüber aufgeschlossen zeigte, begegnete der Vater mir zunächst mit Skepsis, stimmte aber schließlich ebenfalls einer Behandlung zu.

Als es so weit war, dass wir mit der Therapie beginnen konnten, bot ich den Eltern an, die Therapie bei ihrer Tochter kostenlos durchzuführen – eben weil mir die Leukämiepatienten besonders am Herzen liegen. Damit weckte ich bei dem Vater allerdings so großes Misstrauen, dass die Eltern sich am Ende doch gegen eine Behandlung bei uns entschieden. »Wenn diese Therapie nichts kostet«, so das Argument, »kann das ja nichts Gutes sein. Womöglich will man mit unserer Tochter irgendwelche Experimente durchführen.«

Das Kind erhielt zwar tatsächlich eine Knochenmarkspende, war aber kurze Zeit später tot.

Die einzige Möglichkeit, dass sich solche furchtbaren Erlebnisse nicht wiederholen, sehe ich in der Aufklärungsarbeit. Um Vertrauen aufzubauen, ist es wichtig, dass der Betroffene die Zusammenhänge für die Entstehung seines Krankheitsbildes versteht und sich nicht einfach passiv in medizinische Hände begibt. Nur so können wir gemeinsam an der effektiven Beseitigung der Beschwerden arbeiten.

Darüber hinaus versuchen wir, unsere Patienten über die Dauer der Behandlung immer wieder zu motivieren und ihnen in ihrem oft schon über lange Jahre ertragenen Leiden Mut zuzusprechen. Gerade wenn die Beschwerden nur sehr langsam zurückgehen, gilt es, den Menschen davon zu überzeugen, dass es auch für ihn wieder ein schmerzfreies Leben geben kann, wenn er die Therapie bis zum Ende fortsetzt.

Wer das Prinzip unserer Methode verstanden hat, kann übrigens jederzeit mitverfolgen, wie weit der Regulierungsprozess schon fortgeschritten ist. Erst wenn beim kinesiologischen Test kein Stoff oder Nahrungsmittel mehr reagiert, ist die Behandlung abgeschlossen. Der Behandlungsfortschritt ist so gesehen vollkommen transparent, und die Furcht vor unnötigen zusätzlichen Behandlungen, die der Patient am Ende bezahlen muss, ist daher ganz und gar unbegründet.

Im Gegenteil – wir haben unser Verfahren in den letzten Jahren bereits weitgehend optimiert, sodass wir heute mit wesentlich weniger Akupunktursitzungen auskommen als noch in den Anfängen unserer Therapie. Aber zaubern können auch wir freilich nicht.

- Limitierende Faktoren für unseren Therapieansatz sind stark schadstoff- oder schimmelbelastete Wohn- bzw. Arbeitsräume sowie ein extrem geschwächtes Immunsystem. Auch Suchtkrankheiten können wir mit unserer Methode nicht heilen.
- Ein vorzeitiger Abbruch der Therapie führt selbstverständlich nicht zu einer vollständigen Heilung des Patienten.
- Niemand möchte gern mehr Geld für seine Gesundheit ausgeben als nötig. Unser Therapieprozess ist weitgehend transparent, die Furcht vor unnötig hohen Kosten ist daher unbegründet.

Ich habe einen Traum

Wenn ich auf die vergangenen zehn Jahre zurückblicke, bin ich stolz auf das, was wir im Rahmen unserer Therapie erreicht haben. Die vielen positiven Rückmeldungen sind für mich die größte Freude und Motivation in meinem Berufsalltag.

10. Ich habe einen Traum

Wenn ich heute auf die vergangenen zehn Jahre zurückblicke, bin ich stolz auf das, was wir im Rahmen unserer Therapie erreicht haben. Die vielen positiven Rückmeldungen, die wir immer wieder von unseren Patienten erhalten, sind für mich die größte Freude und Motivation in meinem Berufsalltag.

Beispielsweise haben wir zahlreiche Patienten mit Multipler Sklerose in unserem Zentrum in Behandlung. Was vielen von ihnen am meisten zu schaffen macht, sind die allgemeine Kraftlosigkeit und die Schwierigkeiten beim Gehen. Dinge, die für gesunde Menschen meist eine Kleinigkeit darstellen, werden für MS-Kranke so zu unüberwindbaren Hürden. Kürzlich rief uns einer dieser Patienten und sagte: »Wissen Sie, was ich gestern gemacht habe? Ich war auf einer Hochzeit und habe die ganze Nacht getanzt!«

Eine andere MS-Patientin war nicht mehr in der Lage zu schreiben, weil sie den Stift nicht halten konnte. Sie benötigte sogar einen Vormund, der für sie alle anfallenden Behördenangelegenheiten regelte. Diese Patientin teilte uns nach Abschluss der Behandlung mit: »Stellen Sie sich vor, ich kann wieder schreiben! Und nicht nur das – man kann es sogar lesen.«

Ich erinnere mich auch an ein 15-jähriges Mädchen, das aufgrund von schwerstem Asthma zu uns gekommen war. Als ich sie das erste Mal traf, trug sie einen Mundschutz und berichtete mir, sie reagiere im Grunde genommen auf alles, sie könne nichts nennen, worauf sie nicht reagiere. Selbst Baumwolle verursache ihr Atembeschwerden, dabei sei es ihr größter Wunsch, einmal im Leben einen Baumwollmantel tragen zu können. Dieser Wunsch war für sie sogar der Antrieb gewesen, in unser Therapiezentrum zu kommen.

Tatsächlich stellten wir bei diesem Mädchen Hunderte von Allergien und Unverträglichkeiten fest, die wir nach und nach beseitigten.

Später erfuhr ich, dass das Mädchen sich wirklich einen Baumwollmantel gekauft hatte und sich immer wieder aufs Neue darüber freute, wenn sie ihn trug.

In solchen Momenten weiß ich, dass der manchmal mühevolle Weg, den ich bis heute in meinem Beruf zurückgelegt habe, jeden einzelnen Schritt wert war. Daraus ziehe ich auch die Bestätigung, dass mein Ansatz richtig ist und dass eine Medizin möglich ist, die ohne teure, den Körper belastende und oftmals wenig wirksame Medikamente auskommt.

Gleichzeitig höre ich nie damit auf zu hinterfragen, ob die Methode noch weiter verbessert werden kann. Gibt es Fehlerquellen, die noch nicht entdeckt sind? Habe ich womöglich noch wichtige Aspekte außer Acht gelassen? Wo sind die Hindernisse, die ich in einzelnen Fällen noch nicht überwinden konnte? – All dies sind Fragen, die mich täglich begleiten und bewegen. Stets rechne ich damit, dass eines Tages ein Patient mit einer Unverträglichkeit zu uns kommt, die wir heute noch gar nicht kennen. Aber auch dieser Mensch muss gesund werden können. Das permanente Hinterfragen und Überdenken stellt für mich die spannende Herausforderung dieser Arbeit dar – vom ersten Tag bis heute.

»Im Grunde schädigen Sie sich ja selbst«, konstatieren Patienten mir gegenüber häufig. »Irgendwann wird kein Patient mehr zu ihnen kommen, denn dann sind ja alle gesund.«

So etwas mag man vielleicht denken, aber wer mich kennt, der weiß: Ich bin Arzt aus Berufung. Je mehr Patienten geheilt nach Hause gehen, desto zufriedener bin ich mit meiner Arbeit. Darüber hinaus gibt es allein in Deutschland Millionen von Menschen, die krank sind – das ist in einem einzigen Arbeitsleben ohnehin nicht zu bewältigen, selbst wenn Hunderte von Medizinern mit meiner Methode arbeiten würden. Wir haben in den letzten zehn Jahren schätzungsweise 16 000 bis 17 000 Patienten therapiert, das ist zwar schon eine ganze Menge, aber in Relation zur Anzahl sämtlicher Menschen mit chronischen Leiden ist es nicht mehr als ein Tropfen auf den heißen Stein.

Wenn ich darüber nachdenke, fallen mir immer die Worte von Martin Luther King ein: »Ich habe einen Traum ...«

In meinem persönlichen Traum ist unsere Therapiemethode flächendeckend auf der ganzen Welt verfügbar. Erwachsene Menschen könnten sich in einem Therapiezentrum für Ganzheitliche Medizin in der Nähe ihres Wohnortes behandeln lassen und müssten keine weite Anreise oder langes Warten auf einen Termin in Kauf nehmen. Natürlich würden die Krankenkassen die Kosten für die Therapie vollständig übernehmen.

Kinder werden im Rahmen der üblichen Kontrolluntersuchungen oder spätestens beim Eintritt in den Kindergarten kinesiologisch auf Unverträglichkeiten und Allergien getestet und gegebenenfalls bereits in diesem frühen Lebensalter therapiert. Das wäre vollkommen unproblematisch, denn die Behandlung tut ja, wie gesagt, nicht weh. Auf diese Weise werden Kinder, die schon früh Probleme haben, gesund und andere gar nicht erst krank.

Der beste Effekt dieses Vorgehens träte aber etwa nach 20 bis 30 Jahren ein: Dann würde die Generation der routinemäßig untersuchten und therapierten Kinder eine neue Generation körperlich vollkommen gesunder Menschen hervorbringen, denn wie ich Ihnen beschrieben habe: Kinder von vormals austherapierten Eltern weisen keinerlei Unverträglichkeiten oder Allergien auf.

Irgendwann wäre es deshalb auch gar nicht mehr nötig, die Routineuntersuchungen durchzuführen, denn man würde auf keinerlei Unverträglichkeitsreaktionen mehr stoßen. Auch die Therapiezentren könnten nach und nach wieder geschlossen werden, weil niemand sie mehr in Anspruch nehmen müsste.

Liefe alles nach diesem traumhaften Plan, gäbe es eine weitere entscheidende Auswirkung auf unser gesamtes Gesundheitssystem. Denn natürlich würden die Krankenkassen auf Dauer einen Großteil ihrer Kosten sparen. Eine Therapie bei uns ist erheblich günstiger als die langwierigen Symptombekämpfungen, mit denen sich die Medizin heute beispielsweise bei Rückenschmerzen, Rheuma, Neurodermitis, Krebs etc. beschäftigt. Viele teure Geräte, Medikamente und medizinische Dienstleistungen wären dann überflüssig. Allein die Notfallmedizin müsste weiterhin gewährleistet sein, denn vor Autounfällen und dergleichen kann leider auch unsere Therapie nicht schützen. Aber hier werden sich ebenfalls positive Effekte zeigen, denn die Heilungstendenz ist auch bei Knochenbrüchen, Narben oder anderen Verletzungen wesentlich besser, wenn das Immunsystem des Betroffenen intakt ist.

Die Krankenkassenbeiträge könnten natürlich deutlich reduziert werden. Aber selbst dann, so stelle ich mir vor, bleibt bei Staat und Krankenkassen noch immer viel Geld übrig, das nun einem anderen Zweck zugeführt werden könnte. In meinem Traum fließen diese Beträge in die Altenpflege und in ein zeitgemäßes Konzept zur Sicherung der Renten. Denn schließlich hätte jeder Mensch – zumindest in den Industrieländern – bei einer einigermaßen gesunden Lebensführung die besten Voraussetzungen dafür, ein hohes Lebensalter zu erreichen.

In der Realität weiß ich natürlich, dass ich dieses Szenario nicht mehr erleben werde. Was trotzdem bleibt, ist die Hoffnung, dass die Krankenkassen – sei es aus Sparzwängen heraus oder weil tatsächlich ein kluger Kopf ein Einsehen hat – die Kosten für unsere Therapie eines Tages übernehmen werden. Diesem Zustand waren wir vor einigen Jahren sogar näher als heute, denn damals gab es bei einigen Krankenkassen zumindest die Möglichkeit, sich die Kosten erstatten zu lassen, wenn ein Heilungserfolg nachgewiesen werden konnte. Von dieser Praxis sind die Kassen inzwischen wieder abgerückt, welche Gründe auch immer dahinter stehen mögen.

Erst wenn meine Therapie eine regulär anerkannte Kassenleistung darstellt, sehe ich die Chance, dass auch andere Ärzte langfristig damit arbeiten werden. Denn der Seiltanz zwischen Schulmedizin und Naturheilkunde ist für niedergelassene Ärzte heute auf Dauer kaum zu überstehen, das weiß ich aus eigener Erfahrung. Eine Arbeit mit meinem Therapieansatz erfordert zwar einen sehr guten schulmedizinischen Hintergrund, aber auch ein grundsätzlich naturheilkundliches Denken.

Deshalb wäre es auch sinnvoll, solche Ansätze als festen Bestandteil in die Lehrpläne der medizinischen Fakultäten zu integrieren. Je früher die jungen Studenten sich mit Alternativen zu schulmedizinischen Methoden beschäftigen, desto schneller werden sich neue Therapieformen etablieren. Aber auch dies setzt eben eine Anerkennung dieser Therapieformen von Seiten der Krankenkassen und der medizinischen Fakultäten voraus.

Interessant wäre es für mich auch, wenn man die Veränderung der Erbinformationen durch die Desensibilisierungsakupunktur einmal auf wissenschaftlicher Ebene erforschen würde. Dazu müsste jedoch zunächst geklärt werden, auf welchem Gen die Informationen über Allergien und Nahrungsmittelunverträglichkeiten liegen. Eine genetische Analyse jeweils vor und nach der Behandlung wäre dann sicher sehr aufschlussreich.

Aber bei all diesen Träumen und Ideen, die sich vor meinem inneren Auge formieren, wenn ich die Gedanken einmal schweifen lasse, weiß ich immer: Es ist meine ureigene Aufgabe, ich möchte sogar sagen meine Bestimmung, anderen Menschen zu helfen, und zwar ganz konkret in der praktischen heilenden Tätigkeit des Arztes und nicht als Theoretiker, Lobbyist oder Wissenschaftler. Diese Gewissheit begleitet mich täglich auf dem Weg in mein Therapiezentrum und gibt mir auch an besonders anstrengenden Tagen Kraft und Mut.

Meiner Familie, meinem Team und meinen vielen Patienten bin ich dankbar dafür, dass sie mich auf diesem Weg begleitet haben und mir auch weiterhin ihr Vertrauen schenken.

Anhang

Anhang

So können Sie die Therapie unterstützen

Je besser Sie selbst bei der Behandlung und der Suche nach den Ursachen Ihrer Erkrankung mithelfen, desto schneller können wir Ihnen mit unserer Therapie helfen. Deshalb ist es wichtig, dass Sie einerseits die Grundprinzipien unserer Therapie verstehen. Andererseits sollten Sie bereit sein, uns möglichst viele Informationen über die in Ihrem Lebens- und Arbeitsumfeld eventuell vorhandenen Allergieauslöser und Schadstoffe geben.

Bitte bringen Sie zu Ihrem ersten Termin bei uns deshalb Folgendes mit:

- Hausstaub aus Ihrer eigenen Wohnung
- Hausstaub von Ihrem Arbeitsplatz
- Den Staub von Metallflächen in Ihrer Wohnung und an Ihrem Arbeitsplatz, denn dort sammeln sich häufig Schimmelsporen, sofern Schimmel vorhanden ist
- Ein kleines Stück Ihrer Matratzenfüllung, das Sie beispielsweise mit einer dünnen Häkelnadel aus der Matratze ziehen können
- Jeweils geringe Mengen des von Ihnen üblicherweise

verwendeten Waschmittels, Haarshampoos, Duschgels und Ihrer Seife
- Eine geringe Menge Ihres Mineralwassers
- Weitere Stoffe, von denen Sie selbst vermuten, dass sie bei Ihnen
- Unverträglichkeitsreaktionen verursachen

Transportieren Sie diese Stoffe bitte in verschlossenen Glasgefäßen (z. B. in leeren Marmeladengläsern).

Darüber hinaus ist es immer hilfreich, wenn Sie selbst einmal in Ihrem Wohn- und Arbeitsumfeld auf Schadstoffsuche gehen. Versuchen Sie Verbindungen herzustellen zwischen Veränderungen, die in Ihrem Leben stattgefunden haben, und dem ersten Auftreten bzw. deutlichen Verschlimmerungen Ihrer Krankheitssymptome. Diese Fragen könnten Ihnen dabei behilflich sein:

Ging das Auftreten meiner Krankheitssymptome bzw. ihre deutliche Verschlimmerung einher mit ...
- einem Umzug in eine neue Wohnung?
- dem Wechsel an einen neuen Arbeitsplatz?
- einem Wasserschaden oder einer Kellerüberschwemmung?
- der Anschaffung neuer Bodenbeläge?
- der Anschaffung neuer Polstermöbel, Bettdecken, Matratzen etc.?

Gibt es Schadstoffquellen in Ihrer Wohn- oder Arbeitsumgebung, etwa ...
- Schimmelbefall?
- alte Holzschutzanstriche?
- Tierfelle, die möglicherweise mit Mottengift behandelt wurden?

Je schneller wir der Ursache für Ihre Beschwerden gemeinsam auf die Spur kommen, desto schneller können wir Sie entsprechend therapieren!

Sobald wir Sie mit Hilfe der Kinesiologie auf Allergien und Unverträglichkeiten getestet haben, wissen wir auch, auf welche Nahrungsmittel Sie allergisch oder unverträglich reagieren. Sie unterstützen die Therapie, wenn diese Nahrungsmittel während der Dauer der Therapie meiden. Zwar ist es in den meisten Fällen nicht unbedingt nötig, eine strenge Diät einzuhalten, die Erfahrung zeigt jedoch, dass die Desensibilisierung schneller wirkt, wenn der Körper weniger durch das entsprechende Nahrungsmittel belastet ist.

Eine strenge Diät verordne ich lediglich Patienten mit Neurodermitis, Colitis ulcerosa und Morbus Chron. Auch bei Schmerzerkrankungen wie Migräne oder Rheuma ist eine konsequente Diät sinnvoll.

Nach Abschluss der Therapie können *alle* Patienten jedoch wieder *jedes* Nahrungsmittel zu sich nehmen.

Die Entfernung von Zahnamalgam ist zur Unterstützung der Therapie in der Regel nicht erforderlich. Wer sich dennoch dafür entscheidet, sollte die Entfernung möglichst während der Therapiezeit vornehmen lassen, damit wir parallel die freigesetzten Schwermetalle ausleiten können. Wird das Amalgam erst zu einem späteren Zeitpunkt entfernt, sollten Sie auch dann zur Ausleitung und zur Kontrolle zu uns kommen.

Das sagen Patienten über die Therapie Eisenhardt©:

Hallo, ich heiße Sophie und bin 10 Jahre alt. Bei mir wurde eine Krankheit an der Hüfte festgestellt, Name »Morbus Perthes«. Meine Oma gab uns den Rat nach Peine ins Therapie-Zentrum zu fahren, denn ihr wurde hier auch geholfen. Wir waren 10 Mal zur Laser-Akupunktur. Es tat nicht weh. Ich fand es ganz lustig. Jedes Mal war ich auf dem Heimweg erst hungrig und dann sehr müde. Die Therapie hat mir gut getan, denn ich kann jetzt fast alle Bewegungen wieder schmerzfrei machen. Ganz nebenbei habe ich auch 5 Kilo abgenommen. Mein behandelnder Orthopäde war ganz überrascht und hat die nächste MRT sogar nach hinten verschoben. Ich darf sogar wieder auf meinem Einrad fahren.

S. Breva, März 2006

Seit 16 Jahren litt ich unter der Darmkrankheit Colitis Ulcerosa. Diese Krankheit verlief, wie so üblich, mal mit heftigen, mal mit weniger heftigen Schüben. Jedes Mal wurde ich mit einer hohen Gabe von Cortisontabletten behandelt. Im September 2005 entschied ich mich dafür, Herrn Dr. Eisenhardt (ganzheitliche Medizin) aufzusuchen und mich mit Laserakupunktur behandeln zu lassen. Diese Behandlung war am 21.02.2006 abgeschlossen und mir wurde geraten, mich nach einer gewissen Zeit noch einmal einer Darmspiegelung zu unterziehen. Dieses tat ich Anfang Mai 2006 und mir wurde tatsächlich von meinem Internisten bestätigt, dass keinerlei Entzündungen in meinem Darm festgestellt werden können.

C. Bannuscher, August 2006

Weitere Erfahrungsberichte finden Sie im Internet unter **www.tfgm.de**.